AF500373

MANUEL DU MÉDECIN PRATICIEN

AIDE-MÉMOIRE

DE

DERMATOLOGIE

(2)

BARTHÉLEMY (T.). — **Syphilis et santé publique**. 1890, 1 vol. in-16 de 352, p. avec 5 planches........ 3 fr. 50

BOCQUILLON-LIMOUSIN (H.). — **Formulaire des médicaments nouveaux pour 1899**, *10e édition*. 1899, 1 vol. in-18, cartonné.................................. 3 fr.

CAILLAULT. — **Maladies de la peau chez les enfants**. 1 vol. in-18 jésus............................ 3 fr. 50

DUCHESNE DU PARC. — **Traité pratique de dermatoses ou maladies de la peau**. 1 vol. in-18 jés.... 5 fr.

FOX (G.-H.). — **Iconographie photographique des maladies de la peau**. 1 vol. in-4, avec 48 planches coloriées, cart.................................... 120 fr.

GILLET. — **Formulaire des Régimes alimentaires**. 1897, 1 vol. in-18, avec fig., cartonné................. 3 fr.

HALLOPEAU. — **Traité élémentaire de pathologie générale**. *5e édition*. 1898, 1 vol. in-8, avec 64 fig. noires et col.................................... 12 fr.

HALLOPEAU et LEREDDE. — **Traité des maladies de la peau**. 1899, 1 vol. gr. in-8 de 800 pages, avec 24 pl. col..

HARDY (Alfred). — **Traité pratique et descriptif des maladies de la peau**. 1 vol. in-8, avec figures, cartonné....................................... 18 fr.

HERZEN (V.). — **Guide et formulaire de thérapeutique** générale et spéciale. 1898, 1 vol. in-18 jésus de 500 pages, cart................................ 5 fr.

JULLIEN (Louis). — **Traité pratique des maladies vénériennes**. 1 vol. in-8, avec 246 fig......... .... 20 fr.

LEFERT. — **La pratique dermatologique et syphiligraphique dans les hôpitaux de Paris**. 1893, 1 vol. in-18, cartonné.................................. 3 fr.

MAURIAC (Ch.). — **Leçons sur les maladies vénériennes** (Syphilis primitive et syphilis secondaire). 1890, 1 vol. in-8, 1072 p................................ 18 fr.

— **Nouvelles leçons sur les maladies vénériennes** (Syphilis tertiaire et syphilis héréditaire). 1890, 1 vol. gr. in-8 de 1168 p............................ 20 fr.

MRACEK et EMERY. — **Atlas-manuel des maladies vénériennes**. *Édition française*, par le Dr EMERY. 1899, 1 vol. in-16, avec 71 pl. coloriées.

RAYER. — **Traité des maladies de la peau**. 3 volumes in-8.. 24 fr.

— **Atlas des maladies de la peau**. 1 vol. in-4, avec 26 planches coloriées............................ 70 fr.

MANUEL DU MÉDECIN PRATICIEN

AIDE-MÉMOIRE

DE

DERMATOLOGIE

ET DE SYPHILIGRAPHIE

BIBLIOTHÈQUE NATIONALE
R.F.
IMPRIMÉS

Par le Professeur Paul LEFERT

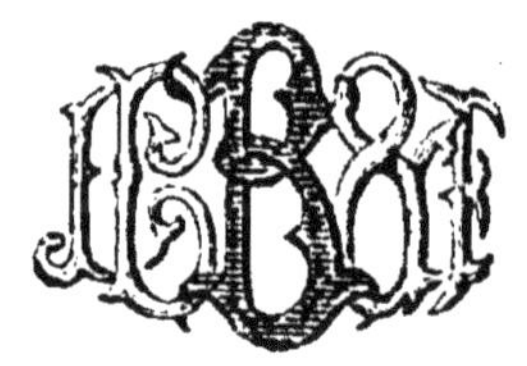

PARIS
LIBRAIRIE J.-B. BAILLIÈRE ET FILS
19, rue Hautefeuille, 19, près le Boulevard Saint-Germain

1899

Tous droits réservés.

PRÉFACE

Cet *Aide-Mémoire de Dermatologie* s'adresse aux étudiants comme aux praticiens.

La dermatologie, plus qu'aucune autre branche de la pathologie interne, à cause de la difficulté des descriptions, s'oublie facilement. Ici, plus qu'ailleurs, la mémoire a besoin d'appui. Ce petit livre, aussi condensé que possible, a pour but de remédier à ces défaillances.

L'étudiant y trouvera rapidement l'histoire instructive des malades que les maîtres lui auront montrés, soit à la consultation, soit dans les salles de l'hôpital Saint-Louis, les éléments du diagnostic, et les termes du traitement. Pour lui, de plus, cet *Aide-Mémoire de Dermatologie* complétera l'*Aide-Mémoire de pathologie interne* et deviendra ainsi indispensable pour repasser ses matières, à la veille des examens de pathologie interne ou de clinique médicale.

Le praticien, si fréquemment embarrassé par le client qui lui montre « des boutons qui le démangent, l'inquiètent et le défigurent », trouvera dans ce petit livre l'étiquette à mettre sur ces manifestations cutanées et même la formule du traitement, c'est-à-dire la guérison.

L'utilité de l'*Aide-Mémoire de Dermatologie* nous paraît donc incontestable. Elle est d'autant plus certaine que les maladies rares ont été négligées de parti pris, que les maladies fréquentes sont décrites avec détails et que la dermatologie pure n'est pas seule traitée. C'est qu'en effet, à côté de l'acné, de l'eczéma, de la gale, de la phtiriase, ces prototypes de la dermatologie, on y trouvera le chancre mou, l'herpès, le zona, la syphilis, etc., affections moins spécialisées, qui doivent être bien connues du médecin. La syphilis y occupe une certaine place, car on connaît son importance en pathologie cutanée : on peut dire qu'elle forme à elle seule près du tiers des manifestations cutanées observées dans une clinique dermatologique.

Pour toutes ces raisons, cet *Aide-Mémoire* nous paraît répondre réellement à un besoin.

PAUL LEFERT.

AIDE-MÉMOIRE

DE

DERMATOLOGIE

I. — DERMATOLOGIE GÉNÉRALE

La peau est à la fois un organe de revêtement et un organe d'excrétion : elle protège les autres tissus contre l'extérieur ; elle élimine par les canaux de ses glandes les produits élaborés à l'intérieur.

Il en résulte que, d'une part, elle est assiégée continuellement par les agents extérieurs et que, d'autre part, elle subit le contrecoup des troubles qui se produisent dans le reste de l'organisme.

I. — LÉSIONS ÉLÉMENTAIRES CUTANÉES

On peut dire que la peau est rarement atteinte primitivement. Les lésions cutanées sont le plus souvent des signes d'altérations plus profondes. Il n'y a en quelque sorte de maladies cutanées proprement dites que les malformations des téguments, les dermatoses congénitales.

L'affection cutanée, que la cause soit d'origine externe ou d'origine interne, détermine des altérations des téguments, dont les caractères sont variables et souvent complexes, mais qui ne sont jamais constituées que par un nombre restreint de lésions élémentaires.

Ces lésions sont tout à la fois des lésions anatomiques et des symptômes.

Celles qui se rencontrent le plus fréquemment, dans les affections cutanées, sont les suivantes :

Taches ou macules. — On entend par là une modification de coloration des téguments qui ne s'accompagne d'aucune saillie et d'aucune infiltration.

A la pression du doigt, les taches peuvent disparaître momentanément, ou persister suivant le genre de lésion à laquelle on a affaire.

Papules. — Ce sont des saillies de couleur et de dimension variables; elles ne renferment pas de liquide et disparaissent au bout d'un temps plus ou moins long, sans laisser de cicatrices.

Tubercules. — C'est ce dernier caractère qui distingue les papules des *tubercules*, qui sont également des saillies de la peau et qui ne renferment pas de liquide, mais qui atteignent les régions profondes du derme, sont dues à un agent pathogène (Leloir) et laissent toujours une cicatrice après leur disparition.

Ajoutons que leur évolution est très lente et qu'ils ne disparaissent jamais spontanément.

Vésicules et bulles. — Ce sont des soulèvements de l'épiderme remplis d'un liquide séreux, transparent. Les vésicules diffèrent des bulles au point de vue de leur origine.

Les vésicules résultent en effet, comme l'a démontré Leloir, de la transformation cavitaire des cellules de la couche cornée de l'épiderme. La cavité qui les constitue est unique, mais multiloculaire ; car elle résulte de l'assemblage de cavités de cellules épidermiques qui se sont ouvertes les unes dans les autres.

Les bulles, au contraire, sont uniloculaires et résultent non de l'altération des cellules, mais du décollement de l'épiderme au niveau de la couche muqueuse de Malpighi entre la couche granuleuse et le *stratum lucidum*.

Pustules. — Ce sont des saillies épidermiques de volume variable.

Comme les vésicules, elles résultent de l'altération cavitaire des cellules épidermiques ; elles sont également multiloculaires; seulement elles renferment, non pas un liquide transparent, mais du pus ou un liquide séro-purulent.

La rupture des vésicules, bulles et pustules a pour résultat la formation de *croûtes* plus ou moins épaisses.

Squames ou écailles. — On appelle *squames* ou *écailles* des lamelles épidermiques d'étendue, d'adhérence et d'épaisseur variables, qui se détachent plus ou moins facilement de la surface de la peau.

II. — CAUSES DES MALADIES DE LA PEAU

Action d'agents venus du dehors ou retentissement des troubles de l'organisme, tels sont les deux groupes de causes qui président à l'apparition des dermatoses. On peut donc diviser tout d'abord les maladies cutanées en deux grandes classes :

1° Les *maladies dues à l'intervention d'un agent extérieur*, soit un caustique ou tel autre agent chimique ou physique, soit un parasite végétal ou animal ;

2° Les *maladies dues à des troubles généraux de l'organisme*, que ces troubles aient pour point de départ le sang, véhicule nutritif, ou bien le système nerveux, organe régulateur de la nutrition.

Il est une remarque que nous devons faire tout d'abord, pour ce qui est de la première classe des dermatoses.

Comme pour toutes les maladies parasitaires, comme pour toutes les infections en général, l'état du sujet, le terrain sur lequel germe le parasite a ici un rôle prépondérant. L'organisme résiste et l'importance des lésions produites par les parasites est en raison inverse de son état de vigueur. La gale, par exemple, qui est un type d'affection parasitaire, diffère suivant qu'elle évolue sur un enfant ou sur un adulte. La trichophytie n'atteint pas tous les sujets; « nous ne sommes pas égaux devant elle, » comme dit GAUCHER. De même pour l'impétigo, l'ecthyma, la furonculose, etc...

Cette loi n'est pas seulement vraie pour les affections parasitaires, mais elle se vérifie aussi quand il s'agit de dermatoses artificielles. Toutes les blanchisseuses n'ont pas l'eczéma professionnel et toutes y sont également exposées. De plus, les mains seules sont en contact avec l'eau et les agents chimiques, et cependant l'eczéma gagne fréquemment les épaules, le cou, le tronc... Il y a donc encore là une affaire de terrain. « L'excitation extérieure a réveillé en quelque sorte une diathèse latente. » Au point de vue étiologique, la diathèse garde sa part.

Aussi, comme le conseille GAUCHER, en fait de maladies de peau, le praticien doit être d'abord médecin avant d'être spécialiste. Il doit s'occuper de tous les autres appareils avant d'examiner les téguments malades. « Il ne doit pas soigner la peau comme les dentistes traitent les dents. »

III. — CLASSIFICATION DES MALADIES DE LA PEAU

Ne perdant jamais de vue ce principe, que les troubles de l'organisme dominent l'étiologie des dermatoses, on peut, comme le fait GAUCHER (1), diviser les maladies de la peau en deux grandes classes, comprenant chacune trois groupes :

Dans la première classe sont les **dermatoses dues à l'action d'un agent venu de l'extérieur,** qui se divisent en trois groupes :

1° les *éruptions artificielles*, dues à l'action d'agents physiques ou chimiques.

2° les *dermatoses parasitaires, dues à des parasites animaux ou végétaux, mais autres que les microbes;*

enfin 3° les *dermatoses microbiennes.*

A la deuxième classe se rattachent les **dermatoses de cause interne**, qui se divisent en trois groupes :

1° les *dermatoses diathésiques*, inhérentes au sujet lui-même ou provoquées par des troubles momentanés dus à l'alimentation ;

2° les *dermatoses trophiques*, consécutives à des affections du système nerveux ;

3° les *dermatoses congénitales* constituées par les vices de conformation de la peau.

C'est cette classification étiologique que nous adopterons. Elle a l'avantage sur une classification alphabétique d'avoir pour point de départ un principe scientifique et sur une classification morphologique de ne pas grouper des maladies en réalité

(1) GAUCHER, *Traité de médecine et de thérapeutique*, de Brouardel et Gilbert, *Maladies de la peau*. 1897, tome III, p. 671.

très éloignées les unes des autres par leurs causes, leurs signes physiques et leurs symptômes fonctionnels.

Nous avons évidemment été contraints de faire rentrer dans la classe des dermatoses parasitaires des affections dont l'agent infectieux n'est pas encore connu ; dans les dermatoses diathésiques et trophiques, des maladies de cause discutable.

Mais, somme toute, c'est là la seule classification vraiment logique et c'est d'ailleurs la plus généralement adoptée.

II. — DERMATOLOGIE SPÉCIALE

Ire CLASSE

DERMATOSES DUES A L'ACTION D'UN AGENT VENU DE L'EXTÉRIEUR

1er GROUPE

ÉRUPTIONS ARTIFICIELLES OU DERMATOSES DUES A L'ACTION D'AGENTS PHYSIQUES OU CHIMIQUES

I. — ÉRUPTIONS ARTIFICIELLES

Sous ces noms sont groupés toutes les affections *cutanées* dépendant de l'action d'un agent extérieur sur l'économie.

On les divise en deux grandes catégories :

1° les *éruptions survenant à la suite de contacts irritants directs ou de cause externe, ou provoquées directes;*

2° les *éruptions provenant de l'ingestion de substances toxiques pour l'économie, ou de cause interne ou provoquées indirectes.*

I. — Éruptions survenant à la suite de contacts irritants directs ou de cause externe ou provoquées directes.

Ces éruptions sont causées par le contact d'agents irritants sur les téguments : elles comprennent les affections cutanées *provoquées* ou *simulées*.

Symptomes. — Ils varient suivant l'agent causal, le mode d'application de cet agent, la qualité des téguments, le temps de l'action irritante, les susceptibilités individuelles.

1° *Erythème*. — A un premier degré, c'est l'*érythème*, rougeur plus ou moins vive, s'effaçant à la pression et durant plus ou moins longtemps, pouvant s'accompagner d'œdème, se desquamer ou simuler un érysipèle.

A ce premier degré se rattachent les éruptions provoquées directes, dont on décrit 5 variétés.

a) *Érythèmes par contact direct de corps étrangers irritants*.

b) *Erythèmes par contact direct des agents atmosphériques*, lumineux, caloriques.

c) *Érythème intertrigo*, chez les personnes grasses qui suent et ne sont pas soigneuses. Il siège là où il y a frottement de la peau sur la peau, sur la partie interne et supérieure des cuisses, sur les parties génitales correspondantes, les aines, plis interfessiers, aisselles, mamelles. Il se fait par accumulation de sécrétions graisseuses, sudorales, de débris épidermiques et parasitaires. Fréquent et tenace chez les arthritiques, il peut dépasser l'érythème, s'enflammer, suinter (*intertrigo perifluens*), présenter l'aspect de l'eczéma, se compliquer parfois de furoncles.

2° *Urticaire*. — Élevures rosées décolorées au centre s'accompagnant de cuissons;

3° *Purpura*. — Extravasations sanguines rouge vif, ne disparaissant pas à la pression;

4° *Papules variables;*

5° *Éruptions vésiculeuses, bulleuses ou pustuleuses*. — Sur les papules, souvent se produit un soulèvement épidermique contenant un liquide séreux ou purulent. Ce sont des éruptions vésiculeuses, bulleuses ou pustuleuses;

6° *Vésication et escharification*. — Dans certains cas, il y a vésication et escharification.

Des lésions secondaires sont en relation directe avec ces lésions primitives.

Au simple érythème correspond la *desquamation*.

Au prurit et aux cuissons correspondent les *excoriations* et les *croûtes*.

Aux vésicules, bulles, pustules correspondent les *suintements*, les *croûtes*.

Aux vésications, aux eschares correspondent les *ulcérations*, les *cicatrices*.

A la suite d'irritations, la peau peut s'épaissir, devenir rugueuse, avec des papules, des vésicules:

c'est l'*eczéma lichenoïde*, le *lichen polymorphe* de Vidal.

Signes distinctifs. — Bien que les éruptions artificielles de cause externe puissent simuler toutes les dermatoses, elles ont cependant des caractères qui peuvent les faire reconnaître et sont les mêmes pour les dermatoses simulées. Ce sont :

a) La limitation nette aux points traumatisés, symétrie complète ou configuration insolite, siégeant aux points les plus facilement accessibles.

b) Aspect spécial de la dermatose, dont les éléments éruptifs sont réguliers autour des follicules pileux, très enflammés.

c) Les commémoratifs, la production soudaine des lésions, leur évolution rapide.

Quelques irritants provoquent des éruptions caractéristiques empêchant toute erreur (thapsia, huile de Croton).

D'autres fois l'erreur est presque fatale.

Étiologie. — Les causes des *dermatites traumatiques* sont :

1° *Irritants animaux*. — Parasites animaux de l'homme; animaux n'ayant que des rapports accidentels avec l'homme (méduses, mouches, cocons, scorpions, etc.); divers liquides et sécrétions de l'organisme;

2° *Irritants végétaux*. — Parasites végétaux de l'homme; végétaux qui n'ont que des contacts accidentels avec l'homme (orange amère, arnica, etc.);

3° *Autres irritants organiques et inorganiques.* — Huiles, graisses, lanoline, savons, mercure, etc.;

4° *Irritants atmosphériques.*— Éruptions professionnelles.

2. — Éruptions provenant de l'ingestion de substances toxiques pour l'économie ou de cause interne ou provoquées indirectes.

Ces éruptions sont causées par l'introduction dans l'économie, par le tube digestif, les poumons ou les téguments, d'une substance nuisible quelconque alimentaire ou médicamenteuse.

Elles sont liées souvent étroitement aux éruptions de cause externe.

Les susceptibilités individuelles gouvernent l'apparition de l'éruption et la forme morbide que revêtent les manifestations cutanées.

Symptomes. — Elles peuvent revêtir toutes les formes :

1° *Érythème simple* (quinine, copahu, iodure de potassium);

2° — *papuleux* (quinine, chloral);

3° *Dermatites érythémateuses diffuses*, avec signes généraux et desquamation scarlatiniforme (acide salicylique, morphine);

4° *Éruptions urticariennes*, avec signes généraux (moules, quinine, iodures); ce sont les plus fréquentes ;

5° *Éruptions purpuriques*, avec ou sans hémorragies muqueuses;

6° *Éruptions papuleuses, papulo-pustuleuses, auréiques* (iodures et bromures);

7° *Éruptions squameuses*, fort rares;

8° — *vésiculeuses eczématiformes* (iodoforme);

9° — *bulleuses* (iodure de K.);

10° — *zostériennes* (arsenic);

11° — *pustuleuses;*

12° — *furonculeuses* (bromures et iodures);

13° — *nodulaires* (bromures et iodures);

14° — *gangréneuses* (ergot, arsenic).

15° — *pigmentaires* (acide picrique, nitrate d'argent).

On reconnaît l'éruption artificielle de cause interne à la soudaineté de son apparition, à son polymorphisme, aux substances antérieurement ingérées, aux localisations spéciales et à la nature même des lésions.

Étiologie. — A. *Substances alimentaires.* — Les régimes et les divers aliments exercent une influence sur la peau. Signalons l'action des substances les plus nuisibles, poissons de mer, moules, crustacés, viandes salées ou fumées, charcuterie, fromages fermentés, acides, fruits.

B. *Médicaments.* — Parmi les substances toxiques agissant sur la peau, citons les plus actives ou les plus communes :

Acide phénique. — Erythème, urticaire.

Acide salicylique. — Érythème scarlatiniforme, urticaire.

Antipyrine. — Érythème en placards.

Argent. — Pigmentation, érythème.

Arsenic. — Toutes les formes.

Bromures. — Érythème, acné bromique.

Chroral. — Érythème.

Copahu. — Érythème aux poignets, aux mains.

Iodures. — Érythème ou dès le début intoxication intense avec céphalée, coryza, laryngite, œdème de la face, du larynx, etc.

Mercure.— *Hydrargirisme :* Érythème, eczéma ; hydrargiria mitis ; hydrargiria fibrilis, scarlatiniforme ; hydrargiria maligna, avec angines, sphacèles, adénite, abcès, etc.

Variété scarlatineuse lente, siégeant au cou, aux plis articulaires, à la paume des mains, à la plante des pieds.

Morphine. — Érythème.

Phosphore. — Éruption bulleuse.

Quinine. — Érythème à la face et au cou.

Térébenthine. — Érythème intense à teinte livide.

Traitement. — Suppression de la cause.

II. — ENGELURE

Décrite par quelques auteurs sous le nom d'*érythème pernio*, l'engelure n'est pas une simple gelure ; c'est une affection spéciale.

Étiologie. — Elle est due au froid.

L'engelure est l'apanage de la deuxième enfance et affecte surtout les enfants débilités ou lymphatiques : elle est fréquente chez les arthritiques vrais.

Elle récidive chaque année pour disparaître seulement quand le sujet est avancé en âge.

Symptomes. — Caractérisée par l'apparition, en certains points du corps (doigts, orteils, talons, nez, joues) de plaques rouges, violacées et luisantes, ovalaires ou arrondies, confluentes parfois et qui sont le siège d'une tuméfaction parfois accentuée, et de cuissons, surtout quand on passe du froid au chaud.

Parfois l'engelure forme phlyctène et s'ulcère : elle est alors formée de bourgeons pâles et saignants qui ne se cicatrisent qu'avec l'élévation de la température.

Diagnostic. — Le diagnostic s'impose : cependant, quand l'engelure siège au nez, aux joues ou aux oreilles, on peut la confondre avec le lupus érythémateux, dont elle n'a cependant pas la cicatrice.

Traitement. — *T. local.* — Dans les cas d'engelures érythémateuses, il faut recourir aux astringents, tels que : bains de feuilles de noyer ou d'eucalyptus. — Les préparations camphrées ou menthées sont indiquées si le prurit est intense.

Les engelures ulcérées seront traitées par un pansement antiseptique ou un emplâtre occlusif.

T. général. — Toniques et reconstituants à l'intérieur.

Prophylaxie. — Porter des chaussures larges, employer les bains astringents et surtout éviter l'exposition à toutes les sources directes de calorique.

2e GROUPE
DERMATOSES PARASITAIRES

I. — DERMATOSES DUES A DES PARASITES ANIMAUX

1. — GALE

Définition. — La gale est une affection caractérisée par des lésions cutanées polymorphes ou prurigineuses. Elle est déterminée par la présence d'un parasite spécial, l'*acarus scabiei*.

Description clinique. — Le symptôme capital de la gale est la présence à la surface de la peau d'une lésion spéciale appelée *sillon*. — Le sillon est une sorte de galerie que la femelle de l'acare se creuse à travers les couches cornées de l'épiderme et dans laquelle elle dépose ses œufs. — En général le sillon se présente sous l'aspect d'une mince ligne ponctuée de points plus foncés qui ne sont pas autre chose que les déjections et les œufs que le parasite laisse derrière lui. Cette ligne peut représenter une virgule, une S, un fer à cheval; — sa longueur varie de 2 à 3 millimètres à 1 ou 2 centimètres, exceptionnellement elle peut atteindre 3 et 4 centimètres. Étudiée à la loupe, la ligne grise présente deux extrémités généralement très apparentes que Hébra appelait *la tête et la queue du sillon*. La tête ou porte d'entrée de la galerie est le point par lequel l'animal a pénétré dans l'épiderme ; elle présente le plus souvent une éraillure épidermique ; à la queue, on aperçoit un renflement qui n'est autre que le parasite, lequel peut être enlevé en déchirant la dernière partie du sillon avec la pointe d'une aiguille ou d'un canif, de manière à convertir la galerie en un fossé à ciel ouvert : l'acare se trouve sur l'un des revers.

Quelquefois le sillon est isolé ; mais souvent il est accolé à une vésicule ou à une pustule qui se trouve à l'une des extrémités, ou bien qui s'est développée sous le sillon même. Mais, qu'il soit au-dessus ou à côté de la vésicule ou de la pustule, l'acare est toujours indépendant. Les autres lésions cutanées que l'on rencontre dans la gale sont surtout, en effet, des vésicules et des pustules. — La grosseur des vésicules varie du volume d'un grain de millet à celui d'un grain de chènevis, elles contiennent un liquide citrin qui, caractère particulier à cette vésicule, ne devient trouble que rarement : à moins d'influence étrangère, il reste translucide. Les vésicules semblent dues à l'irritation produite par les liquides que secrète l'acare. Elles sont rarement nombreuses, elles sont le plus souvent isolées. — Quand elles se rompent, il se forme à la place qu'elles occupent de petites croûtes. Les pustules sont de dimensions moyennes; à côté d'elles se placent des saillies rouges ou papules recouvertes d'une mince croûte rouge ou brune (prurigo).

Le sillon, lésion causée directement par l'acare, doit donc être regardé comme l'accident primitif et essentiel de la gale ; les autres lésions sont secondaires et accessoires (pustules, vésicules, papules, etc.).

De plus, la présence de l'acare met l'organisme en état d'infériorité. — Les démangeaisons et le grattage, qui en est la conséquence, ouvrent à la surface de la peau de nombreuses portes d'entrée aux microbes : streptocoques et staphylocoques. C'est pourquoi les lésions ecthymateuses et impétigineuses sont le plus souvent jointes aux lésions spécifiques de la gale.

Le grattage et la saleté peuvent donner à ces lésions un aspect qui les rendent méconnaissables. Pour dépister la gale, on se guidera alors sur la localisation des lésions qui a ici unegrande importance.

Les mains sont presque toujours atteintes. Aux faces latérales des doigts et surtout dans les espaces interdigitaux, au bord cubital, au dos de la main, on trouve des sillons et des vésicules. Aux bras, à l'avant-bras, du côté du plan d'extension, on observe des papules et des vésicules entremêlées de lésions de grattage.

Sauf chez les enfants en bas âge, les membres inférieurs sont moins souvent atteints. Chez les enfants galeux : la face dorsale du pied, les jambes, les cuisses et surtout les fesses sont d'ordinaire le siège de pustules ecthymateuses.

Au tronc, au niveau de la ceinture, se trouve une localisation thoraco-abdominale, qui est particulière à la gale; on y trouve quelques sillons, des lésions de grattage et surtout des pustules et des lésions eczémateuses.

La région mammaire, chez la femme galeuse, porte le plus souvent une éruption d'apparence eczémateuse.

Chez l'homme, on trouve presque toujours aux organes génitaux des sillons ou des papulo-vésicules centrées par une croûtelle, les lésions occupent toujours le gland ou le fourreau de la verge. Cette localisation devra toujours être recherchée. Elle peut parfois suffire à assurer un diagnostic.

La face, le cuir chevelu sont toujours indemnes. Si un galeux présente des lésions à la tête, il s'agit toujours de pustules d'ecthyma ou d'impetigo (Besnier).

La gale est une affection prurigineuse. Les démangeaisons qui accompagnent les éruptions acariennes en sont un symptôme dominant. Elles sont au début assez légères, de peu de durée; un court grattage suffit à les calmer; mais bientôt elles augmentent de durée. — Elles peuvent arriver à un tel degré que le malade ne peut plus prendre aucun repos, tourmenté qu'il est par le désir incessant de se gratter, désir auquel il résiste rarement. L'insommie est d'autant plus notable, que c'est le soir et la nuit que les acares sont actifs et cherchent leur nourriture, que les démangeaisons surviennent, s'accompagnant le plus souvent d'un sentiment de chaleur et de cuisson insupportable. Le jour, l'acare laisse le malade à peu près tranquille. Ce caractère du prurit d'être nocturne est très important.

Les démangeaisons varient d'intensité suivant les sujets, elles sont plus intenses chez les nerveux que chez les lymphatiques par exemple. — Elles manquent rarement : mais peuvent exister à un degré très peu marqué.

Marche de la maladie. — Hardy et la plupart des auteurs admettent une période d'incubation de deux à huit jours. Toujours est-il que la gale s'annonce par un prurit d'abord léger, qui augmente de jour en jour, puis surviennent les éruptions prurigineuses et vésiculeuses, et, plus tard, les infections secondaires, l'ecthyma, l'impétigo, l'eczéma et les autres complications.

La guérison spontanée de la gale a été donnée comme possible; en tous cas, elle est tout à fait exceptionnelle.

La saleté et la misère favorisent la rapidité de la marche de l'affection. Chez le misérable, les acares se multiplient très vite, les éruptions s'étendent, les complications sont la règle, le corps se couvre de croûtes ou d'excoriations et au bout de quelques mois, on voit survenir un état cachectique caractérisé par la pâleur de la face, la maigreur et l'affaiblissement musculaire.

Un fait est à noter, c'est l'influence des malaises fébriles, intercurrents, qui, en modifiant la nutrition générale, troublent l'évolution du parasite. Au cours d'une fièvre typhoïde, d'une pneumonie, d'un érysipèle, ou de toute autre pyrexie, il n'est pas rare de voir chez un galeux le prurit et les lésions cutanées s'amender ou même disparaître ; mais, au moment de la convalescence, les acares semblent se réveiller et l'affection cutanée reparaît.

Variétés cliniques. — L'ancienneté de la maladie, son intensité, ses complications et aussi le terrain sur lequel elle évolue sont autant de facteurs qui font revêtir à la gale des formes assez différentes que l'on a considérées comme constituant des variétés.

Willan et Bateman admettaient quatre variétés de gales : *la gale papuliforme*, *la gale lymphatique*, *la gale purulente*, *la gale cachectique*.

Ce qui caractérise la première variété, appelée encore *gale sèche*, c'est une éruption constituée par des vésicules très petites à sommet excorié et recouvert de petites écailles.

Dans la seconde, on trouve des vésicules plus grosses, sans inflammation à la base, qui peuvent se rompre, devenir des pustules et laisser finalement après elles des ulcérations.

La troisième variété, la *gale purulente*, présente de vastes pustules rappelant des pustules varioliques : c'est la *gale ecthymateuse*.

L'eczéma, le lichen, l'impétigo caractérisent la quatrième espèce.

On a dans la pratique à peu près conservé la classification de WILLAN. HARDY admet :

1° Une *gale simple sèche*, ou *papuleuse*, que caractérise l'éruption papulo-vésiculeuse et le prurigo;

2° Une *gale vésiculeuse*, où l'on observe des vésicules aux mains, aux poignets et aux pieds ;

3° Une *gale ecthymateuse* ou *purulente* (*ecthyma scabicum*), que caractérise la pustule purulente et qui se localise surtout aux mains et aux fesses. Dans cette dernière variété, le sillon se trouve difficilement;

4° Enfin une *gale eczémateuse*, où l'eczéma domine, qui siège surtout aux mains, aux fesses et chez la femme aux seins.

Dans la *gale norwégienne*, observée en Norwège par DANIELSEN et décrite par HÉBRA, la gale, grâce à la malpropreté et à la mauvaise hygiène, donne lieu à la formation, surtout à la paume des mains et à la plante des pieds, de croûtes épaisses, très longues, semblables à du cuir. En même temps, les ongles subissent une dégénérescence particulière, ils se racornissent, leurs lamelles deviennent cassantes, ils se détachent des tissus sous-jacents. L'impétigo envahit la face et le cuir chevelu. Sous toutes les croûtes, on observe des acares morts, et des œufs ;

au-dessous de ces concrétions, on découvre sur la peau humide et ramollie des sillons et des parasites vivants. D'après HÉBRA, il s'agit là d'une espèce d'acare particulière vivant sur le loup.

DESCRIPTION DU PARASITE. — Le parasite de la gale appartient à la classe des Arachnides et à la famille des Acariens.

Cet acare est ovipare. La femelle, ovigère, vit dans le sillon, semant ses œufs derrière elle. Au moment de la ponte, l'œuf est mûr. Il en sort une larve hexapode qui erre quelque temps sur la peau, puis s'enfonce dans l'épiderme. Elle se transforme alors en nymphe octopode.

La semaine suivante, après une nouvelle mue, le sarcopte est pubère.

Le sarcopte de la gale a assez exactement la forme d'une tortue. La femelle mesure 1/3 de millimètre. Le mâle est de moitié plus petit que la femelle, il n'habite pas le sillon ; on le trouve sous les écailles et les croûtes épidermiques.

La face dorsale de l'animal présente des taches, des lignes et des poils. La face ventrale offre quatre pattes : les deux antérieures sont munies d'une ventouse, les deux postérieures, d'un poil ; chez le mâle, au lieu d'un poil on trouve un ambulacre avec une ventouse à la dernière paire de pattes. L'extrémité antérieure porte la tête, pourvue de six soies, et trois articles, et armée de quatre paires de demi-mâchoires. L'extrémité postérieure présente l'anus et les organes sexuels.

Étiologie. — Les acares sont transmis d'un individu à l'autre par contact direct, mais il est nécessaire que le contact soit prolongé. D'autre part, la gale ne se transmet guère que la nuit ; c'est le moment où le parasite circule à la surface de la peau. La cohabitation est par suite indispensable pour que la contagion ait lieu.

Pronostic. — Depuis que le traitement en est bien connu, il suffit de reconnaître la gale pour qu'elle cesse d'être grave. Hardy l'a vue une seule fois se terminer par la mort. Il s'agissait d'un vieillard chez lequel les pustules prirent le caractère gangréneux.

Diagnostic. — Comme nous l'avons dit plus haut, le signe pathognomonique de la gale est la constatation d'un sillon à la surface de la peau.

Cependant, en dehors de cette constatation, le diagnostic peut être fait si les lésions cutanées sont localisées aux mains, aux plis du poignet, à la partie antérieure de l'aisselle, aux seins, à la verge, surtout s'il s'y révèle le caractère nocturne du prurit.

Pour Hardy, l'ecthyma des mains est un signe certain de la gale : ce signe serait précieux à connaître pour dépister la gale, quand elle revêt la forme purulente où les sillons ne sont pas apparents. Il sera un signe tout à fait certain, si à l'ecthyma se joignent des papules de prurigo, à la partie antérieure de l'abdomen et des cuisses.

Les maladies prurigineuses avec lesquelles on

confond souvent la gale dans la pratique sont : la phtiriase, le strophulus prurigineux et l'hyperesthésie cutanée.

La *phtiriase* se caractérise peut-être par des démangeaisons nocturnes et des éruptions ecthymateuses, mais l'éruption prurigineuse siège surtout dans le dos, entre les épaules et à la nuque, respectant les mains et les parties génitales, à l'encontre de l'éruption galeuse qui atteint de préférence la partie antérieure du thorax et ne laisse pas indemnes les mains et les parties génitales. De plus, dans la pédiculose, les pustules sont plus grosses et s'accompagnent de longues excoriations linéaires causées par le grattage.

Le *strophulus* ressemble plus à la gale que la pédiculose. Dans les deux affections, les démangeaisons sont vives; les éruptions prurigineuses et même pustuleuses leur sont communes : de plus, la misère et la mauvaise hygiène étant la cause prédisposante du strophulus, on peut l'observer sur plusieurs membres d'une même famille, et croire à la contagion. Le diagnostic différentiel, outre l'absence de sillons, se trouvera dans l'existence presque constante, dans le strophulus, d'une éruption papuleuse à la face sur la région maxillaire, alors que la gale respecte d'ordinaire la figure.

L'*hyperesthésie cutanée* est caractérisée par des démangeaisons et par des plaques rouges ou blanches que laisse pendant quelques minutes le passage des doigts sur la peau. Mais ici il n'y a pas d'éruption. Les papules sont rares et disséminées, sans siège spécial. Les signes de cette maladie sont surtout négatifs.

Certaines dermatites artificielles, certaines éruptions professionnelles des mains et en particulier la *gale des épiciers*, due au *glyciphagus cursor*, peuvent simuler la gale, mais l'absence de sillons, la localisation exclusive aux mains, la disparition de l'éruption si l'on supprime l'irritation professionnelle aideront à faire le diagnostic.

Somme toute, le diagnostic de la gale est facile et ce n'est qu'en présence d'une affection très ancienne avec complications la rendant méconnaissable que le praticien pourra hésiter.

Traitement. — Le traitement de la gale a été régularisé par le professeur Hardy.

Le premier temps consiste à frotter tout le corps du malade avec du savon noir en exceptant le visage et en commençant par les pieds. La friction durera une demi-heure environ ; les sièges de prédilection de l'acare : mains, interstices digitaux, organes génitaux, ventre et toutes les parties couvertes de poils, doivent être frottées particulièrement. Cette première opération a pour but de nettoyer la peau, de la débarrasser des matières grasses et de faciliter ainsi, en ramollissant l'épiderme, le contact avec les acares des parasiticides que l'on emploiera dans la suite.

Un grand bain simple d'une heure de durée

suivra cette première friction. C'est alors seulement que la pommade antigaleuse sera employée en frictions également sur tout le corps et pendant une demi-heure.

Les formules des pommades dites : *pour la gale* sont nombreuses, en voici quelques-unes :

Pommade d'Alibert

Fleur de soufre........................	40 gr.
Muriate d'ammoniaque................	10 —
Axonge....................................	80 —

Pommade de Jadelot

Sulfure de potasse......	20 gr.
Savon blanc.............................	80 —
Huile d'olive..............	14 —
— de thym....................	1 —

Pommade de Hébra

Fleur de soufre....................	àà 20 gr.
Huile de hêtre.................... ...	
Savon vert............................	àà 80 —
Axonge.................................	
Craie blanche pulvérisée.............	5 gr.

La plus employée, et à juste raison, est la *pommade d'Helmerich :*

Soufre citrin..........................	10 gr.
Sous-carbonate de potasse............	1 —
Axonge...................................	40 —

Une fois la friction faite, le malade n'enlève la pommade de dessus son corps que 10 ou 12 heures plus tard. Il prend un nouveau bain, à la suite duquel seulement il change de vêtements.

Si l'opération a été bien faite, le malade est guéri.

Il ne lui reste plus comme mesures prophylactiques, pour lui et pour son entourage, qu'à coucher seul, à garder une grande propreté et à faire passer à l'étuve les vêtements et le linge qu'il portait précédemment.

Le soufre n'est pas le seul remède efficace pour la destruction des acares et de leurs couvées; on a encore employé avec succès des décoctions éthérées de certaines plantes : staphysaigre, hellébore, baies de laurier; des huiles de romarin, de menthe ou des huiles balsamiques et empyreumatiques : baume du Pérou, de tolu. Le pétrole, que Besnier considère comme agent dangereux, inflammable et produisant des dermites eczémateuses, est un médicament très mauvais.

Pasteur a employé le styrax.

Le goudron et le naphtol ont aussi donné de bons résultats.

II. — PÉDICULOSE OU PHTIRIASE

Définition. — Ensemble des lésions cutanées produites par les poux.

Description du parasite. — Les poux sont des insectes (genre *pediculus*). Ils n'ont pas de métamorphose. Leur corps comprend un thorax peu distinct de l'abdomen supportant la tête armée de mandibules avec lesquelles ils mordent la peau, et d'un rostre qui leur sert à sucer. — Les femelles sont beaucoup plus fréquentes que les mâles; elles pondent des œufs en abondance; elles en déposent à la base de chaque poil, après lequel ils se trouvent fixés par une charpente de chitine. Les œufs ainsi collés s'appelent *lentes*.

Trois espèces peuvent infester le corps de l'homme : l'une appartient au genre *Phtirius*, les deux autres, au genre *Pediculus :*

Le pou de la tête (*Pediculus capitis*); le pou du corps ou des vêtements (*Pediculus vestimenti*); et le pou du pubis (*Phtirius inguinalis*).

1. — Pédiculose de la tête.

Description du parasite. — Les poux de la tête (*Pediculus capitis*) sont tous à peu près de même taille : de 1 à 2 millimètres de longueur. Le corps est étroit, la largeur n'étant que de 1/2 à 1 millimètre. On reconnaît cette espèce à ce que le corps est gris ou blanc cendré avec des taches noires sur le bord de chacun des segments du corps. Les œufs sont déposés à la base des cheveux. De ce dernier fait il résulte que si l'on trouve des lentes sur des segments de poils éloignés de leur insertion, on se trouve en présence d'une phtiriase déjà ancienne.

Symptômes. — La présence des parasites, même peu nombreux, détermine une irritation de la peau; les téguments se trouvent pour ainsi dire en état d'infériorité; de plus, le sujet s'étant gratté, ils sont excoriés et présentent de nombreuses portes d'entrée. Aussi, des micro-organismes pyogènes s'y développent et leur présence donne lieu à la formation de papules et de vésico-pustules rappelant les pustules impétigineuses. C'est surtout à la périphérie du cuir chevelu que l'on observe ces lésions. Il s'en échappe une sécrétion séro-purulente, qui en se desséchant forme des croûtes jaunâtres ou grisâtres qui collent les cheveux les uns avec les autres. Si la maladie est très ancienne, ces croûtes peuvent même former une carapace dans laquelle fourmillent des parasites; dans ce cas, assez rare, connu sous le nom de *trichoma* ou de *plique*, la tête du malade exhale une odeur fétide et repoussante.

Les sourcils et la barbe chez l'adulte peuvent être habités par les poux, dont la présence y détermine la production de pustules d'impétigo.

Étiologie. — C'est surtout dans l'enfance que l'on rencontre la phtiriase du cuir chevelu. C'est une des causes les plus fréquentes de l'impétigo qui se rencontre si souvent à cet âge. — Le manque de soins, la difficulté de nettoyer suffisamment les cheveux agglutinés par les sécrétions séro-purulentes prolongent la durée de l'affection. L'adulte est plus rarement atteint.

On ne rencontre guère cette phtiriase que chez les miséreux. Dans les classes aisées, on l'observe parfois au cours de longues maladies, fièvre typhoïde principalement. Qu'une garde-malade malpropre apporte des poux, voilà la contagion effectuée. La longueur de la maladie, la difficulté de remuer le malade dans son lit et de donner, surtout chez la femme, les soins nécessaires au cuir chevelu, sont des causes suffisantes pour que les parasites pullulent. C'est ce qui a fait croire longtemps à la génération spontanée des poux, au cours des longues pyrexies.

Diagnostic. — Le diagnostic de la pédiculose du cuir chevelu est en général facile. La présence de lésions impétigineuses et eczématiformes, occupant le cuir chevelu seulement, fera penser à la phtiriase, dont le diagnostic s'imposera quand on aura constaté l'existence des poux et des lentes.

Il faut toutefois prendre garde qu'une lésion cutanée concomitante peut exister, qui persistera après la disparition des parasites.

Traitement. — Dans les cas bénins, des soins de propreté suffisent. Il suffit de peigner souvent le malade au peigne fin, trempé au besoin dans du vinaigre qui a l'avantage de faciliter le glissement des lentes. Des savonnages de la tête souvent répétés seront pratiqués.

La poudre de staphysaigre ou de pyrèthre, la fleur de soufre, l'onguent napolitain ou le pétrole, additionné de baume du Pérou et d'huile pour l'empêcher de s'enflammer, seront employés avec fruit dans les cas les plus intenses.

Il est bon, toutes les fois qu'on le peut, de couper les cheveux ras, pour faciliter l'application des divers topiques.

2. — Pédiculose du corps.

Description du parasite. — Le pou du corps (*Pediculus corporis* ou *vestimenti*) diffère du précédent en ce qu'il est plus volumineux.

Il habite les vêtements, surtout le linge qui est au contact direct de la peau, il se blottit dans les plis et dépose ses lentes sur les fils de leurs tissus. Au moment où les malades se déshabillent, on peut voir quelques poux courir à la surface de la peau; mais c'est l'exception, le pou habite seulement dans les vêtements, où il est souvent difficile d'ailleurs de le trouver.

Néanmoins, c'est bien aux parasites que sont dues les lésions cutanées que l'on observe chez un individu porteur de poux du corps.

Symptomes. — L'un des signes dominant de la phtiriase consiste en des démangeaisons aussi intolérables que celles de la gale et, comme elles, présentant une exaspération vespérale. Ce prurit s'accompagne de lésions cutanées qui sont surtout des saillies rosées rappelant celles de l'urticaire, des papules excoriées recouvertes d'une croûte brunâtre en leur sommet (*prurigo pediculaire*). Le grattage intense auquel se livre le malade a pour résultat l'apparition de longues traînées saillantes, rouges, occupées au début par une croûtelle brunâtre linéaire, remplacées, plus tard, par une cicatrice blanchâtre limitée par une zone de pigmentation brune;

Ces lésions ont une localisation bien déterminée. On les observe le plus souvent à la partie supérieure du dos entre les deux omoplates, à la ceinture, où elles consistent surtout en éléments papuleux ou ortiés. Hardy et Fabre ont fait remarquer que, dans les cas de phtiriase ancienne, la peau prenait, dans l'intervalle des lésions, une teinte brunâtre rappelant celle de la maladie d'Addison. Cette mélanodermie est la *maladie des vagabonds* de Vogt et de Greenhart.

Étiologie. — La phtiriase est l'affection des miséreux vivant en commun, contre toutes les lois de l'hygiène, dans des garnis où pullulent les parasites.

Diagnostic. — La localisation toute spéciale des lésions dans le dos, entre les omoplates, la constatation du pou dans le linge permettent de faire le diagnostic.

Traitement. — On emploiera des parasiticides : bains sulfureux, fumigations, lotions phéniquées, poudre de staphysaigre...

L'important est de passer les vêtements à l'étuve pour détruire les parasites qu'ils contiennent.

3. — Pédiculose du pubis.

Description du parasite. — Le pou du pubis (*Phtirius inguinalis*) est à peu près de la même taille que le pou du corps, mais il n'a pas la même forme : il appartient d'ailleurs à une espèce différente. Il est arrondi, sa couleur est gris clair.

Il habite les poils de la région génitale le plus souvent; mais on peut le rencontrer dans toutes les régions pileuses, sauf le cuir chevelu.

Symptomes. — La présence du pou du pubis se traduit par des démangeaisons intenses qui s'accompagnent parfois de papules de prurigo pédiculaire ou d'éruption eczématiforme.

Mais la lésion particulière à cette phtiriase est la présence, à la partie supérieure des cuisses et sur la paroi abdominale au-dessus du pubis, de taches de coloration bleuâtre, ou ardoisée légèrement déprimées, visibles à contre-jour (Thibierge). — Ce sont les taches bleues, décrites par Mourson, que Duguet a attribuées à l'inoculation sous-épidermique d'une substance, sorte de venin, secrétée par l'animal.

Diagnostic. — La localisation du prurit, la constatation des taches bleues et du parasite suffisent à faire le diagnostic.

Étiologie. — C'est généralement dans les rapports sexuels que le parasite se transmet; quelquefois les vêtements, le séjour dans une salle de bains ou dans des cabinets d'aisances en sont les causes.

Besnier a remarqué qu'à l'encontre des autres poux il était plus fréquent dans les classes aisées de la société que dans les classes pauvres.

Traitement. — Des applications d'onguent napolitain, ou mieux des lotions avec une solution de sublimé font rapidement disparaître le parasite.

II. — DERMATOSES DUES A DES PARASITES VÉGÉTAUX

I. — TRICHOPHYTIE

Définition. — La trichophytie est l'ensemble des lésions cutanées produites par le *Trichophyton tonsurans*, champignon parasite de l'homme et des animaux, découvert par Malmsten.

Cette affection peut attaquer :

1° Le cuir chevelu : c'est la *teigne tondante* des anciens auteurs, la *trichophytie du cuir chevelu ;*

2° La barbe : c'est le *sycosis parasitaire* ou *trichophytie de la barbe ;*

3° Les régions glabres : c'est l'*herpès circiné parasitaire* ou plus exactement la *trichophytie cutanée ;*

4° Les ongles (*onychomycose trichophytique*).

Description du parasite. — Le parasite est le même pour toutes ces variétés. Le trichophyton de Malmsten est un champignon de la famille des Mucédinées. Il appartient au groupe des Botrytis, dans lequel se range le *Botrytis basiana*, qui cause la maladie des vers à soie.

Les parties constituantes du trichophyton sont un mycélium et des spores.

Le mycélium est composé de tubes longs, flexueux, ramifiés. Les spores sont de petits corpuscules arrondis, incolores, réfractant fortement la lumière, dont le diamètre varie de 3 à 8 μ.

SABOURAUD a appelé l'attention sur ces variétés de volume. Il distingue deux types bien séparables : le *trichophyton macrosporon* et le *trichophyton microsporon*.

Le trichophyton macrosporon a des spores de 7 à 8 μ de diamètre, contenues dans un mycélium facile à voir. Elles sont disposées en files régulières.

Les spores du trichophyton miscrosporon n'ont que 3 μ de diamètre et sont disposées sans ordre dans un mycélium visible.

D'après SABOURAUD, on n'observe pas de passage d'une variété à l'autre. Dans le cas de contagion, si le malade a contracté la teigne d'un sujet atteint de trichophytie à petites spores, sa teigne sera une trichophytie à petites spores. — De plus les cultures des deux espèces de champignons sont différentes.

Enfin, au point de vue clinique, SABOURAUD a remarqué que, sur 20 teignes rebelles à tout traitement, 19 cas sont dus aux petites spores.

D'autre part, la trichophytie à grosses spores ne se rencontre qu'au cuir chevelu et chez l'enfant, seul sujet à la teigne tondante.

La trichophytie n'est pas particulière à l'homme ; les animaux, et en particulier le cheval, le bœuf, la souris, la volaille, le chat, le lapin, le cobaye, peuvent en être atteints, et sont susceptibles de la transmettre à l'homme.

D'après SABOURAUD, le parasite de MALMSTEN pourrait même se développer ailleurs que chez l'homme ou chez l'animal. Il émet l'hypothèse d'une existence possible de saprophyte du trichophyton.

1. — Trichophytie du cuir chevelu.

ÉTIOLOGIE. — C'est une maladie de l'enfance. Elle devient rare après l'âge de 15 ans. L. BROCQ ne l'a observée qu'une fois après 20 ans.

FORMES CLINIQUES. — Elle se présente sous des formes très variées ; aussi la description en est-elle difficile. De plus, on peut trouver le trichophyton sous presque toutes les maladies du cuir chevelu. Aussi la teigne tondante est-elle souvent masquée.

ANATOMIE PATHOLOGIQUE. — C'est essentiellement une affection à plaques généralement arrondies, parfois ovalaires.

Le nombre des plaques est très variable. Comme dans la pelade, on peut ne trouver qu'une plaque unique ; mais on peut aussi en voir vingt et plus. Le plus souvent, on observe une seule plaque plus grande que toutes les autres. C'est la plaque principale, la plus ancienne, la première. Autour de cette plaque maîtresse, on observe des plaques plus petites, réparties sans ordre. Ce sont des plaques satellites de toutes dimensions.

Le diamètre d'une plaque varie de quelques millimètres à 5 ou 6 centimètres; parfois, par fusion de plusieurs plaques, on a de grandes surfaces dénudées, enfin tout le cuir chevelu peut être atteint.

Au niveau des plaques, le derme offre une teinte gris bleuâtre ardoisé, il est recouvert de fines squames pityriasiques.

Les cheveux surtout sont atteints. Ils deviennent extrêmement cassants. Ils sont ténus, friables; ils se brisent spontanément à un ou deux millimètres de leur point d'émergence. Les petits tronçons qui restent sont déchiquetés, durs, donnant sous le doigt la sensation d'une barbe de deux ou trois jours.

Dans la variété de trichophytie appelée *kerion*, le derme s'épaissit au niveau des plaques, puis devient mou, comme infiltré; de petits trous s'y ouvrent, par lesquels sort un liquide visqueux plus ou moins puriforme.

Lailler a noté que, principalement chez les enfants blonds, les lésions pouvaient se borner à une apparence squameuse, vague, avec décoloration des cheveux.

Parfois, mais c'est la grande exception, on ne trouve pas d'altérations des poils, mais de l'herpès circiné dans le cuir chevelu, c'est-à-dire de la tricophytie cutanée.

Évolution. — L'évolution de la teigne tondante peut être lente, ou bien au contraire rapide. Elle peut présenter des alternatives d'amélioration et d'aggravation ; c'est très variable. Abandonnée à elle-même elle finit à la longue par guérir, et en général ne laisse après elle ni plaques alopéciques ni cicatrices.

DIAGNOSTIC. — Les plaques alopéciques avec cheveux cassants, brisés, s'écrasant sous la pince, peuvent être tellement nettes que le diagnostic s'impose.

Mais, le plus souvent, c'est à l'examen histologique qu'il faut s'adresser. Le praticien doit bien être pénétré de ce principe que la trichophytie peut se rencontrer sur toute tête malade, soit seule, soit associée à d'autres lésions. D'où la nécessité de toujours examiner les cheveux d'un sujet dont le cuir chevelu est atteint. L'on ne doit affirmer qu'une tête est indemne de trichophytie que si l'examen histologique a été pratiqué (L. BROCQ).

L'examen des cheveux se fera de la façon suivante :

Quelques soins préliminaires seront d'abord pris : — On coupera les cheveux ras, aux ciseaux. S'il y a des croûtes, on les ramollira et on les fera tomber au moyen de cataplasmes de fécule de pomme de terre, ou d'onctions douces et prolongées d'huile d'olive.

Alors seulement, on recherchera les cheveux suspects, c'est-à-dire cassés, engainés, hypertrophiés, atrophiés, courbés, etc... Ils seront enlevés à la pince.

Dans les cas où l'on ne trouverait pas de cheveux altérés en apparence, on arracherait des cheveux sains.

Technique histologique. — On place les poils suspects sur une plaque de verre dans une goutte de solution de potasse à 50 o/o.

On laisse les cheveux ainsi 5 à 10 minutes, puis, si l'on veut, et surtout si les cheveux sont durs et épais, on passe la lame au-dessus d'une flamme de lampe à alcool. On met ensuite une lamelle sur la préparation en frottant légèrement pour dissocier les poils.

La préparation est alors prête à être examinée.

On se servira successivement d'un faible et d'un fort grossissement, pour voir d'abord l'ensemble des poils, puis pour les voir chacun par segment et en détails.

L'extrémité du poil est pénicillée « en balai », elle est comme dissociée par les spores.

Le corps même du cheveu est rempli de spores. On examinera si l'on a affaire à de grosses ou à de petites spores, dont nous connaissons les caractères distinctifs (p. 42).

De cet examen on tirera une valeur pronostique — puisque les trichophyties à petites spores, à l'encontre des trichophyties à grosses spores, sont des formes rebelles.

Traitement. — Il comprend : des indications prophylactiques et des indications thérapeutiques.

A. *Prophylaxie.* — Toute la prophylaxie de la

teigne tondante, dit BROCQ, est comprise dans ces deux mots : *isolement rigoureux*.

Les objets de toilette du teigneux ne doivent être affectés qu'à lui seul. Il doit porter une coiffure qui adhère bien à la tête et qu'il ne retirera sous aucun prétexte.

Le teigneux ne cessera d'être isolé qu'après guérison complète.

On ne devra le certifier guéri qu'après examen minutieux de ses cheveux.

B. Moyens curatifs. — Comme pour toutes les maladies où la thérapeutique est sans grand effet, on a, pour la teigne tondante, institué un grand nombre de méthodes de traitement.

Le traitement le plus rationnel, employé à l'hôpital Saint-Louis par le Dr BESNIER, peut se décomposer en trois temps principaux :

Premier temps. — Nettoyage de toute la tête et délimitation exacte des régions envahies.

Deuxième temps. — Déblayage et traitement des plaques.

Troisième temps. — Obturation aussi complète que possible des plaques.

Premier temps. — Les cheveux seront coupés ras aux ciseaux. On n'emploiera ni la tondeuse, ni le rasoir : la première étant un agent de propagation des plus actifs de la trichophytie — le second facilitant, par les estafilades, les inoculations.

Cette première opération sera suivie d'un savonnage de la tête à l'eau chaude et au savon ordinaire, ou mieux au savon de goudron et de naphtol.

Lorsque la tête est ainsi bien nettoyée, on épile soigneusement autour des plaques, de façon à séparer les parties saines des parties malades, en faisant autour de ces dernières une zone de surveillance et de protection : de surveillance, parce qu'elle permet au praticien de se rendre compte de l'étendue du mal, — de protection, en ce que, enlevant autour d'une plaque les cheveux malades, on empêche l'extension de l'affection aux parties voisines.

Deuxième temps. — On déblaye les plaques trichophytiques au moyen de la râclette dont se sert Quinquaud. Cet instrument a la forme d'un râteau sans dent et tranchant ; on gratte la peau pour la débarrasser des squames, des croûtelles et surtout des cheveux cassés. Quinquaud gratte jusqu'au derme ; — Besnier recommande, lui, de ne pas faire d'effusion de sang, et pour cela il conseille d'enduire la plaque alopécique, avant de la râcler, avec de la vaseline antiseptique.

Les produits de râclage sont contagieux. On devra donc prendre soin de ne pas les étaler sur les parties saines.

On s'assurera ensuite à la loupe que les produits parasitaires sont bien râclés et ne remplissent plus les infundibula. Un coup de curette à lupus est donné dans la zone de surveillance pour enlever les derniers poils malades qui s'y peuvent trouver, et l'on termine en lavant la plaque et sa zone de protection avec le liquide :

Alcool à 90°..........................	100 gr.
Acide borique........................	1 —
Chloroforme..	5 —

Ou bien on fait un lavage avec la solution :

Liqueur de Van Swieten................	100 gr.
Acide acétique cristallisable............	1 —

Troisième temps. — Pour obturer les plaques, Besnier emploie des rondelles avec

Onguent de Vigo	100 gr.
Acide acétique.......................	1 —

En renouvelant cette pratique fréquemment, en faisant chaque jour des lavages antiseptiques, la guérison s'obtient en 2 ou 3 mois.

Le kérion se traite comme le sycosis parasitaire, dont il n'est qu'une forme; on doit toujours adjoindre au traitement local un traitement général, qui consistera, suivant les cas, en huile de foie de morue, en sirop d'iodure de fer, en arsenic. — Le séjour à la mer et à la campage est à conseiller.

2. — Trichophytie de la barbe ou sycosis parasitaire.

Définition. — On entend par sycosis, une folliculite pilaire. C'est donc par abus de langage que l'on a donné le nom de *sycosis* à toute manifestation trichophytique de la barbe, de l'aisselle ou du pubis. En ces régions, on peut rencontrer la trichophytie sans que ce soit pour cela du sycosis qui implique l'inflammation du follicule. D'autre part, le kérion du cuir chevelu est du sycosis. — Bazin est le premier qui ait démontré que le sycosis était dû au trichophyton.

Étiologie. — Si la teigne tondante est une maladie de l'enfance, le sycosis pilaire de la barbe est une maladie de l'adulte.

Le sycosis se transmet d'homme à homme, des animaux à l'homme, parfois par l'intermédiaire du blaireau ou du rasoir.

Symptomatologie. — On peut distinguer plusieurs phases dans cette maladie.

Une première période est caractérisée surtout par un érythème parfois circonscrit sous la forme d'une plaque d'herpès circiné. Il peut se produire aussi une desquamation blanche, plus ou moins abondante, que l'on désigne sous le nom de *pityriasis alba parasitaire*. Jusqu'alors les poils sont respectés.

Dans une seconde période, les poils sont atteints; ils deviennent secs, ternes, cassants, engaînés de squames blanches; il est à remarquer qu'ils sont moins nombreux et plus disséminés que dans la trichophytie du cuir chevelu.

Le derme est tantôt rouge, érythémateux; tantôt rugueux, chagriné, légèrement œdématié, ou bien il peut rester normal d'aspect, et l'on a alors des plaques comme dans la trichophytie du cuir chevelu.

Dans la dernière phase de l'affection, la folliculite suppure. — Il se forme de petits furoncles péripilaires qui, en se confondant, peuvent former de véritables collections.

Cette dernière phase peut manquer. Elle paraît être une sorte de complication de la trichophytie. Besnier ne l'a jamais observée primitive.

Abandonné à lui-même, le sycosis dure très longtemps. Il se termine par l'élimination du poil malade, la destruction possible de la papille et l'alopécie définitive. Il peut toutefois arriver que la papille ne soit pas détruite et donne naissance à un poil grêle, anémié, qu'il faut arracher le plus vite possible (L. Brocq).

Diagnostic. — Tant que la folliculite n'a pas fait son apparition, le diagnostic est le même que celui de la teigne tondante.

La folliculite trichophytique se distingue des autres folliculites par l'irrégularité notable des nodosités inflammatoires auxquelles elle donne lieu. Dans les autres affections, les pustules sont plus petites, plus régulières. Les poils sont encore adhérents et moins malades.

Il faudra donc ici encore s'en rapporter au microscope en se rappelant bien que le *trichophyton n'existe plus dans le poil dont le follicule a suppuré.* On doit donc récolter les poils à examiner non sur les lésions, mais autour et alentour, comme dit Besnier. — Si les poils s'écrasent trop sous le pouce, on emploiera la curette à lupus pour les recueillir.

Traitement. — Il varie suivant la période à laquelle en est la lésion.

Si l'on a affaire à l'érythème du début, on interdira au malade l'usage du rasoir — les poils seront coupés ras, avec des ciseaux courbes et à pointes mousses. — Des frictions énergiques de teinture d'iode seront ensuite pratiquées sur les anneaux érythémateux. Si les poils sont malades, n'y en aurait-il qu'un, on traitera la région atteinte comme une plaque de trichophytie du cuir chevelu.

Quand enfin la folliculite existe, la conduite à tenir est la même qu'en présence d'une affection à staphylocoques. On pratiquera des pulvérisations phéniquées ou sublimées qui seront renouvelées 3 et 4 fois par jour et suivies d'un lavage à l'alcool boriqué ou salolé. Ensuite on appliquera un pansement fait avec des compresses de lint boriqué imbibées d'eau stérilisée, et recouvert de taffetas et de ouate aseptique.

Une fois la période aiguë terminée, les pansements seront faits avec de l'emplâtre de Vigo.

3. — Trichophytie des parties glabres.

Définition. — Besnier distingue tout d'abord dans la trichophytie des parties glabres deux variétés, suivant qu'elle siège sur la peau vague ou au niveau des grands plis de contact. Dans ce dernier cas, on la désigne sous le nom *d'eczéma marginé*.

Étiologie. — On la rencontre chez l'enfant et chez l'adulte. Chez l'enfant, elle peut compliquer la teigne tondante; c'est la trichophytie accessoire du teigneux.

Symptomatologie. — Étudions d'abord la forme typique de cette affection :

1° *Forme typique*. — Elle débute par une petite tache rosée, squameuse, qui s'étend excentriquement et progressivement. La tache garde toujours la forme d'un cercle, qui, au bout de deux semaines, peut mesurer 5 centimètres de diamètre. Le centre en est jaunâtre et déprimé — la périphérie ou zone active est constituée de petites saillies rougeâtres, cohérentes, couvertes de squames furfuracées et formant une bande rouge de deux ou trois millimètres de large.

Le cercle gagne toujours en largeur et peut atteindre d'énormes dimensions.

L'évolution de la trichophytie des parties glabres est très rapide — elle guérit très vite par le traitement approprié. Abandonnée à elle-même, elle guérit spontanément.

2° *Formes atypiques*. — A côté de cette forme, Besnier énumère un certain nombre de variétés, dont les plus communes sont :

I. La *trichophytie auto-inoculée* des teigneux

c'est celle qui complique la teigne tondante chez les enfants imparfaitement soignés.

II. La *trichophytie multiforme commune.*

III. La *trichophytie érythémo-vésiculeuse*, circinée, éruptive, aiguë, disséminée, généralisée, qui paraît provenir le plus souvent d'une inoculation en masse par des linges, ou des vêtements contaminés.

IV. La *trichophytie à anneaux cohérents*, à cercles géants, festonnée, marginée, serpigineuse, exotique. Cette forme est rare sous nos climats.

V. *L'herpès tonsurans desquamatif* ou *Teigne imbriquée* de Manson, qu'on ne rencontre guère que sous les tropiques.

VI. *Variété trichophytique de l'eczéma marginé.* L'eczéma marginé s'observe dans les pays chauds. Toutefois, dans la zone tempérée, il n'est pas rare chez les arthritiques, les obèses qui ignorent les soins de propreté : ablutions et bains, — qui portent de la flanelle sur la peau. La trichophytie eczématique marginée est donc le résultat d'une infraction aux lois de l'hygiène — elle n'en est pas plus facile à guérir.

Diagnostic. — C'est, avec la syphilis, le psoriasis circiné, l'eczéma seborrhéique qu'on aura à faire le diagnostic différentiel de l'herpes circiné trichophytique. — Son évolution rapide, ses antécédents, son aspect spécial permettront facilement de le reconnaître.

En cas d'hésitation, l'examen microscopique

sera pratiqué. Pour cela, on râcle la périphérie des plaques pour essayer d'entraîner quelques follets. On dégraisse les produits de râclage par l'éther, on les colore à l'éosine, à l'alcool, et on les examine dans la potasse.

On se rappellera que, dans le cas de trichophytie cutanée, c'est le mycélium qui domine.

L'examen microscopique sera surtout utile pour les localisations à la plante du pied ou à la paume des mains, — où il est facile de confondre la tricophytie avec la dysidrose ou la syphilis palmaire.

Traitement. — Il consiste à faire tomber la couche cornée superficielle de l'épiderme. Pour cela on emploie la teinture d'iode, on fait un large badigeonnage au niveau de la lésion, puis, avec un morceau de bois, on frictionne fortement la peau, jusqu'à ce que la zone périphérique prenne une teinte marron.

Quand l'opération est bien faite, une séance suffit. Cette méthode est bien préférable à l'application d'onguent ou d'emplâtre mercuriel.

L'eczéma marginé réclame surtout comme traitement de la prophylaxie et des soins hygiéniques.

4. — Onychomycose trichophytique

Étiologie. — Cette affection, étudiée par Celso Pellizari, est extrêmement rare.

D'ordinaire elle complique une trichophytie du dos de la main ; encore faut-il que l'ongle ait été précédemment atteint soit d'un état pathologique (eczéma, psoriasis), soit d'un traumatisme, pour que la contagion ait lieu. — L'ongle sain est réfractaire.

SYMPTOMATOLOGIE. — L'ongle une fois atteint change de couleur, il présente des points séparés ou des lignes suivant la striation normale, lignes ou points qui ont une teinte blanchâtre, mate; puis l'ongle augmente de volume et présente des bosselures.

La lame superficielle est la dernière attaquée; aussi l'ongle reste longtemps transparent. Mais cette lame devient opaque comme les autres et finalement se fendille et se rompt.

DIAGNOSTIC. — La recherche du parasite est difficile. Le diagnostic ne peut guère se faire que par la coexistence d'autres lésions trichophytiques.

TRAITEMENT. — Des ruginations, des grattages après macération de la substance cornée par le savon de potasse constituent le traitement.

L'avulsion chirurgicale est un moyen radical et immédiat de guérison.

II. — FAVUS

HISTORIQUE. — Le mot *favus* veut dire rayon de miel. CELSE l'a employé pour la première fois en pathologie pour désigner les affections du cuir chevelu, dans lesquelles il se forme une exsudation rappelant plus ou moins le miel. Jusqu'à nos jours, on garda la définition de CELSE.

Ce n'est qu'avec Alibert que le nom de *favus* fut réservé à la maladie qu'elle désigne actuellement encore. En 1829, Mahon jeune démontra que la teigne faveuse est une maladie contagieuse. Schönlein, de Berlin, trouva, dix ans plus tard, le parasite qui constitue le favus.

Depuis, Remak, Ch. Robin, Bazin, Hebra se sont occupés de la question.

Étiologie. — Le favus est l'ensemble des lésions de la peau produites par un champignon parasite de l'homme et des animaux, que Remak a appelé : *achorion de Schönlein*, en souvenir de l'auteur qui l'avait découvert.

La misère physiologique, la mauvaise hygiène sont des causes prédisposantes incontestables du favus.

Il s'attaque surtout aux enfants, mais aucun âge n'en est exempt.

Le favus est transmissible d'homme à homme, de l'homme aux animaux et des animaux à l'homme. Besnier a démontré que l'animal chez lequel le favus se rencontre surtout était précisément celui dont il a l'odeur, la souris ou le rat, et ce serait par l'intermédiaire des chats et des chiens ratiers que se ferait la contagion. Les lapins et la volaille peuvent être également accusés.

Description du parasite. — L'achorion de Schönlein est constitué par un mycélium et par des spores ou gonidies.

Le mycélium est composé de tubes flexueux

aux nombreuses ramifications avec des étranglements régulièrement distribués. On colore très bien les tubes à l'éosine ou à la méthylaniline. On distingue alors nettement leur contour et les spores incluses à leur intérieur.

Les spores sont de petites masses de 3 à 10 μ de diamètre et de formes diverses, les unes sont rondes, d'autres ovales, d'autres piriformes. Elles sont isolées ou réunies en chaînes.

L'achorion est très facile à cultiver dans les milieux ordinaires, la pomme de terre, l'oignon, la glucose, etc.

Grawitz prétendait que les cultures de trichophyton ou d'achorion étaient susceptibles d'être confondues; l'erreur n'est guère possible qu'avec les cultures pauvres. De plus, l'odeur spéciale de l'achorion permet de le reconnaître facilement.

Quincke prétend distinguer deux variétés de champignons faviques, l'une s'attaquant seulement au cuir chevelu, l'autre aux parties glabres.

Elsenberg reconnaît deux variétés, semblables comme structure, différentes dans leur culture sur la pomme de terre ou l'oignon. Sabrazès admet aussi la pluralité.

Symptomatologie. — L'achorion s'attaque :

1° Au cuir chevelu (*teigne faveuse, favus du cuir chevelu*);

2° Aux autres régions pilaires;

3° Aux régions glabres (*favus des parties glabres*);

4° Aux ongles (*onychomycose favique* ou *favus des ongles*);

5° Le professeur Kundrat admet un *favus viscéral*. Il aurait trouvé, à une autopsie, des lésions de l'œsophage et de l'estomac imputables à l'achorion.

Enfin, d'après Dubreuilh et Sabrazès, on peut produire, par la voie des vaisseaux et par la voie péritonéale, des pseudo-tuberculoses faviques viscérales.

1. — Favus du cuir chevelu.

Étiologie. — Le favus atteint surtout le cuir chevelu. L'élément primordial et caractéristique de la maladie est le *godet favique*.

Symptomatologie. — L'affection débute par un érythème péripilaire, qu'on a appelé la *teigne rouge*. Cet érythème, au cours de la maladie, persiste jusqu'au moment où, l'appareil pilaire étant presque complètement détruit, le parasite disparaît faute d'aliments.

La teigne rouge s'accompagne presque toujours d'une légère desquamation :

Une semaine ou deux après l'apparition de l'érythème, on aperçoit, au milieu, des taches rouges, de petites masses jaunâtres, punctiformes, sous-épidermiques, portant un poil en leur centre (L. Brocq).

Au bout de plusieurs semaines, la petite masse est devenue grosse comme une lentille. C'est un disque jaune soufre déprimé au centre et traversé par un poil.

Description du parasite. — Le godet favique est constitué; les poils environnants vont bientôt être atteints à leur tour... Nous allons étudier : 1° les godets ; 2° les poils malades.

Godets faviques. — Il est facile de soulever la masse parasitaire et de la faire glisser le long du poil autour duquel elle s'est développée. On remarque alors que la face supérieure en est concave, alors que la face inférieure est convexe. De plus l'ensemble est formé de couches concentriques « qui forment des reliefs circulaires rappelant le nid de l'hirondelle » (L. Brocq). — Ce fait tient à ce que le godet se développe par sa périphérie.

Le diamètre maximum du godet est de un centimètre. Les couches du centre, les couches anciennes sont blanchâtres, desséchées. Celles de la périphérie, étant les plus récentes, sont, au contraire, jaune vif.

Sous le godet, le derme est déprimé, en cupule : il est rougeâtre et humide. Si la lésion est ancienne, le derme est rouge foncé, violacé, quelquefois ulcéré par le grattage. Il présente, somme toute, les signes d'une inflammation chronique et profonde (L. Brocq).

Au microscope, on voit qu'il y a formation et appel de globules blancs autour du poil et à la périphérie du godet, comme dans toute inflammation. La masse favique contient des tubes plus ou moins dissociés, et des spores en grand nombre.

Poils faviques. — Les cheveux malades sont ternes et grisâtres. Ils n'adhèrent plus et on peut les arracher par touffes.

Toutefois si le cheveu est malade depuis un certain temps, il devient tellement cassant qu'on ne peut plus l'arracher ; il se brise aussitôt qu'on le touche. Tant que la papille subsiste, le cheveu touché fait place à un poil grêle, anémié, contourné sur lui-même, frisottant, tout à fait spécial.

Au début de son envahissement, le cheveu présente une gaîne gonflée, comme œdématiée.

Au microscope, on trouve surtout, dans les couches externes du poil, des sporules qui se présentent en longues traînées brillantes (Balzer). La portion libre est toujours moins atteinte que la racine.

Signes. — Ces deux éléments essentiels du favus, godet et poil faviques, ne sont pas nettement groupés, formant des plaques comme dans la trichophytie. On trouve des agrégats parasitaires, composés d'éléments plus ou moins anciens.

Le godet en voie de formation se trouve à côté du godet constitué et bien ombiliqué, à côté du godet dont le surtout a éclaté et qui laisse échapper la matière favique ; celle-ci se répand, formant des coulées, des amas irréguliers jaunes, qui, en se desséchant, prennent un aspect plâtreux.

Les cheveux, plus ou moins respectés au niveau des lésions, sont ternes, gris ou rougeâtres.

Enfin les lésions du favus exhalent une odeur absolument spéciale : l'*odeur de souris*, qui peut aider, dans certains cas douteux, à faire le diagnostic.

Évolution. Marche. Durée. — Abandonné à lui-même, le favus se termine par l'anéantissement de l'appareil pilaire et l'alopécie définitive.

La marche est progressive et envahissante. Toutefois, comme le fait remarquer Brocq, on trouve sur un même individu des régions du cuir chevelu exposées à la contagion, qui ne sont jamais atteintes, sans que l'on puisse expliquer cette immunité.

Le favus ne peut guère guérir sans traitement, et encore, malgré le traitement, le malade garde définitivement des plaques alopéciques irrégulières.

Complications. — Les adénopathies du voisinage, celles du cou notamment, sont très fréquentes chez les sujets atteints de favus.

Formes. — Sur les parties velues, on trouve deux formes principales.

1° *Favus typique complet en godets :* qui comprend :

a) *Favus urcéolaire*, — disséminé, ou cohérent, confluent, suivant que les godets sont ou ne sont pas épais.

b) *Favus en disques nummulaires*, — teigne

aux petits écus. Ses godets se réunissent en groupes formant des disques plus ou moins réguliers.

c) *Favus irrégulier* ou *favus squameux*. — L'évolution est presque irrégulière. Les surfaces envahies sont allongées, inégales.

2° *Favus atypique* : — favus sans favi — où le godet peut *n'avoir existé à aucune période* (Besnier), ou avoir disparu, ou être fruste et rudimentaire. Le cuir chevelu est alors envahi par des lésions variées, simulant, soit une séborrhée pityriasique, soit un eczéma séborrhéique, soit encore un impétigo melliforme ou granulé.

Diagnostic. — La constitution du godet est un signe suffisant pour assurer le diagnostic. Mais le godet peut manquer, si la forme est atypique, et de plus, pour le favus comme pour la trichophytie, la maladie peut être voilée par une autre affection. Il sera donc toujours nécessaire de déblayer le terrain.

En tout cas, par principe, on devra faire l'examen des poils suspects.

On peut recourir aussi au procédé de Meisner, qui permet de déceler, même sous une croûte d'eczéma, le plus petit foyer favique. Il consiste simplement à humecter les lésions suspectes avec de l'alcool ; si, dans les parties humectées, il y a des masses faviques, la coloration jaune intense qu'elles prennent permettra de les reconnaître.

Traitement. — Il comprend deux temps :

1er *Temps* ou *Traitement préparatoire*. — On

coupera d'abord aux ciseaux tous les cheveux qui dépassent et qui débordent les groupes faviques — puis, pendant 2 ou 3 heures, on couvrira la tête d'un mélange à parties égales de savon mou de potasse et d'axonge. — Cette application est suivie d'un grand lavage à l'eau chaude.

La nuit un enveloppement humide couvrira la tête. — La masse favique est ainsi dissociée et détachée.

Des lavages boriqués seront pratiqués, suivis d'un pansement fait avec des compresses de lint boriqué, imbibées d'une solution de salicylate de soude (25 pour 1000) et de bicarbonate de soude.

Au bout de quelques jours, la tête du malade est nettoyée, on passe au deuxième temps.

2e *Temps* ou *Traitement mécanique et traitement topique*. — Ce temps consiste à extraire, dans la mesure du possible, ce qui reste de favus dans les follicules. — Le moyen employé est l'épilation. Non seulement on épile tous les poils malades, mais encore on établit autour des lésions une zone de surveillance et de protection comme pour la trichophytie.

Le traitement topique consiste en frictions pratiquées avec une pommade du genre de celle formulée par Besnier.

Baume du Pérou ou huile de cade ou de bouleau blanc	2 à 5 gr.
Acide salicylique ou résorcine	5 à 5 —
Soufre précipité	5 à 15 —
Lanoline, vaseline ou axonge	30 —

Tous les matins, lavage à l'eau chaude et au savon de goudron et de naphtol, et lavage des lésions avec une boulette de coton imprégnée d'une solution anti-parasitaire, telle que :

Alcool à 90°	100 gr.
Acide acétique cristallisant	0,25 à 1 —
Acide borique	2 —
Chloroforme	5 —

Enfin sur les surfaces dénudées on appliquera des plaques d'emplâtre de Vigo, ne débordant pas les zones d'épilation.

2. — Favus des régions pilaires autres que le cuir chevelu.

Étiologie. — Le sycosis favique de la barbe existe, quoique rare.

Symptomatologie. — Il siège soit sur les parties latérales, soit dans la région sous-maxillaire, soit même à la lèvre supérieure. Les autres régions pilaires peuvent être atteintes également de favus, mais c'est l'exception.

Traitement. — Le traitement est le même que pour le cuir chevelu.

3. — Favus des parties glabres.

Diagnostic. — On trouve presque toujours un godet microscopique miliaire, qui permet de reconnaître cette variété.

Formes cliniques. — Le favus affecte ici des

formes érythémateuses ou érythémo-squameuses caractéristiques.

4. — Onychomycose favique.

Symptomatologie. — Cette maladie peut être partielle. Elle se présente sous forme de taches jaune maïs, fissuraires ou érodées.

Elle peut être généralisée, l'ongle entier est atteint. Il est épais, strié en long comme « la moelle de jonc ». La partie libre s'écaille, s'exfolie, les lames finissent par s'effriter à leur superficie.

L'ongle présente finalement des déformations des plus variées.

Diagnostic. — Le favus des ongles, rencontré chez un sujet dont le cuir chevelu est atteint, sera par cela même reconnu. Isolé on ne pourra guère le diagnostiquer que par l'examen histologique.

Traitement. — Le traitement est le même que celui de la trichophytie des ongles.

III. — PELADE

Définition. — La pelade ou *alopécie en aires* est caractérisée par la chute des poils, en particulier des cheveux et de la barbe, ne s'accompagnant pas d'altération appréciable de la peau. L'affection aboutit à la production de plaques alopéciques ayant généralement la forme de disques régulièrement arrondis.

PATHOGÉNIE. — *La pelade* a été rattachée successivement aux maladies de peau les plus diverses.

WILLAN et BATEMAN, identifiant cette affection avec le favus qu'ils appelaient *porrigo favosa* lui donnèrent le nom de *porrigo decalvans*, la plaçant dans la classe des maladies pustuleuses.

Pour BAZIN, la pelade est due à la présence dans l'épiderme d'un parasite végétal, le *microsporon Audouini*, et doit être rangée parmi les teignes.

CAZENAVE, lui, frappé surtout de la décoloration de la peau au niveau des *disques* peladiques, la confond avec le vitiligo.

HÉBRA nie la nature parasitaire de la pelade et la rattache aux affections d'origine microphytique.

Il y a quelques années enfin, une nouvelle opinion fut émise, d'après laquelle la pelade ne serait qu'une transformation de la trichophytie. R. CROKER fait remarquer que la tricophytie laisse souvent après elle, dans le cuir chevelu, des alopécies en aires ; de plus, la pelade est très fréquente dans les pays où existe la tricophytie.

La question en était là, quand, en 1897, la découverte de SABOURAUD vint s'opposer à toutes les théories. E. BESNIER avait déjà remarqué que les poils peladiques étaient cadavérisés, athrepsiques. Tout portait à croire que le parasite agissait sur la papille pileuse elle-même.

SABOURAUD parvint à démontrer l'existence d'un

micro-bacille, très petit, aussi petit que celui de l'influenza. C'est le *micro-bacille de la séborrhée grasse* — et le *microbe de la calvitie.*

La calvitie est, en effet, due à une maladie spéciale, appelée *séborrhée grasse*, qui est caractérisée par une sécrétion exagérée de sébum. On voit sourdre le liquide par tous les pores en gouttelettes ayant parfois 1 m/m. d'épaisseur.

On observe, dans les régions atteintes de séborrhée grasse, une dilatation marquée de pores qui sont béants; bientôt apparaît, à l'orifice de quelques pores, un point noir, qui n'est autre que l'extrémité libre d'un comédon. Or, ici, le comédon est un cocon contenant une association de microbacilles. Ces derniers se réunissent, en effet, en colonies. Chaque colonie se forme pour elle une sorte de coque faite avec des lames cornées kératinisées épithéliales. La coque, avec sa colonie incluse en elle, occupe le tiers du follicule pileux, se trouvant entre l'embouchure de la glande sébacée et l'orifice du follicule.

Le cheveu, gêné dans sa nutrition et dans son développement, devient cassant, se bifurque à son extrémité, maigrit pour ainsi dire et finalement tombe. Le cocon est alors rejeté hors du follicule, qui redevient libre. Que va-t-il se passer, maintenant que le pore est redevenu libre : le cheveu va pouvoir repousser. Il repousse, mais un nouveau cocon vient oblitérer l'orifice pilaire et le plus souvent le cheveu n'a pas le temps de se développer. Dans un même orifice, les cheveux se succèdent ainsi, tombent les uns après les autres, jusqu'à ce que l'orifice s'oblitère et que la croissance y devienne impossible. D'où la calvitie.

Or, pour Sabouraud, la plaque peladique n'est qu'une plaque de calvitie aiguë localisée, ou, si l'on veut, la pelade n'est qu'une forme aiguë, virulente, d'une maladie dont la calvitie vulgaire n'est que la forme chronique banale. Toutes deux sont parasitaires d'origine et elles reconnaissent pour cause le même agent microbien.

Ce rapprochement inattendu entre deux maladies jusque-là classées comme différentes n'a pas été sans soulever des négations. Il faut remarquer toutefois que des négations semblables ont accueilli la plupart des découvertes bactériologiques importantes et qu'en elles-mêmes elles ne prouvent rien. Maintenant la question est ouverte ; il faut attendre les travaux de contrôle et de vérification qui ne peuvent manquer de se produire.

Description clinique. — L'aspect de l'aire peladique est absolument caractéristique. C'est une zone alopécique entièrement dépourvue de poils follets ou de poils adultes. La forme est arrondie ou allongée en ovale. Le cuir chevelu y est lisse, régulier, n'offrant que des dépressions des follicules pileux abandonnés ; sans apparence cicatricielle, avec ou sans production d'une petite quantité de squames minces et pityriasiformes. En sa partie centrale, la plaque de pelade offre souvent une dépression légère. Bazin donnait à la pelade l'épithète d'*achromateuse*, parce que la peau au niveau des plaques y est ordinairement plus blanche que sur les parties adjacentes.

Le peladique est souvent atteint de séborrhée grasse marquée et présente dans les cheveux ou dans la barbe des poils cassants ou bifurqués à leur extrémité. Toutefois, ainsi que le fait remarquer Thibierge, à la périphérie de la plaque, comme à son centre, on ne trouve ni poils cassés, ni follets; mais dans une étendue plus ou moins considérable les poils voisins s'arrachent facilement par une traction légère et sont atrophiés.

La pelade peut se borner à la formation d'une seule plaque, mais c'est l'exception; le plus souvent d'autres plaques plus ou moins nombreuses apparaissent dans la bordure des cheveux, et sans ordre. L'affection est susceptible d'atteindre d'autres régions velues, pubis ou aisselle, par exemple. Elle peut même se généraliser, c'est alors l'*alopécie décalvante* de Bazin. Le système pileux tout entier est atteint et tombe, il ne reste d'ordinaire qu'une touffe de cheveux au sommet de la tête et quelques poils, tantôt minces, tantôt follets, tantôt de grosseur normale. L'alopécie décalvante peut survenir de façon aiguë en quelques jours ou bien progressivement. Elle peut guérir ou persister pendant toute l'existence ou bien encore le système pileux peut ne repousser que partiellement.

Il n'y a pas de troubles fonctionnels accompagnant la pelade, c'est tout au plus si l'apparition de la plaque s'accompagne d'une légère sensation de chaleur. La sensibilité tactile et à la douleur sont intactes. Les troubles oculaires signalés par Frolich sont contestables et semblent n'être qu'une simple coïncidence.

Marche. — En général, la pelade débute d'une façon insidieuse. Le plus souvent, c'est fortuitement que le malade ou son entourage s'aperçoit qu'il est un endroit dans le cuir chevelu où les poils s'arrachent facilement, où ils tombent ; bientôt la place est à nu. La plaque gagne, s'étend, et peut gagner des plaques voisines et s'unir à elles ; mais, le plus souvent, quand elle a atteint un certain développement, elle reste stationnaire, le statu quo subsiste pendant une durée très variable, jusqu'à ce que les poils repoussent, d'abord follets, souvent blancs, — sur toute la surface ou une partie seulement de la plaque. Les poils deviennent, avec le temps, de plus en plus nombreux, de plus en plus volumineux, jusqu'à reprendre enfin l'aspect normal.

Au cours de son évolution, une plaque peut être l'occasion du développement de plaques nouvelles. Il y a auto-contagion, d'où la durée souvent très longue de la pelade. La durée d'une plaque prise isolément n'a pas de limites fixes, elle peut guérir en quelques semaines ou, au contraire, persister des mois et même des années.

Étiologie. — Les enfants, les garçons surtout, sont les plus fréquemment atteints.

Toutefois l'adulte n'est pas exempt de la pelade. Elle se rencontre chez lui, aussi bien dans la barbe que dans les cheveux. Les bruns semblent atteints de préférence.

On a fait jouer un grand rôle à l'élément nerveux, aux émotions morales comme causes prédisposantes de la pelade; — ces influences semblent tout au moins exagérées.

Sabouraud attribue une grande importance au traumatisme: — il a remarqué que la plaque de pelade apparaissait chez l'enfant, surtout à l'endroit où il s'était donné un coup. Le traumatisme créerait une sorte de *locus minoris resistentiæ*, où l'affection se développerait de préférence.

D'après Lereboullet, qui cite l'exemple d'un malade atteint à trois reprises, la pelade récidiverait facilement chez certains sujets.

La contagion de la pelade est unanimement reconnue. Bazin l'admettait. Les épidémies observées dans les écoles, les pensions, les régiments, parmi les médecins fréquentant les services de dermatologie (Besnier) le prouvent surabondamment.

Cependant la contagion n'est pas fatale et tout au moins elle demande des contacts répétés et prolongés. De plus tout le monde n'attrape pas la pelade; si, comme c'est vraisemblable, la théorie de Sabouraud est vraie, il faut, pour qu'un individu contracte la pelade, qu'il ait de la séborrhée grasse, que le sébum, bouillon de culture indispensable, soit sécrété en abondance. La théorie de SABOURAUD explique en outre pourquoi on peut contracter la pelade par l'intermédiaire d'objets ayant servi à l'usage d'un peladique et infectés par le micro-bacille : peigne, brosse, tondeuse de coiffeur, chapeau, etc...

AMAZAU et BOURGUEDIEU rapportent des faits dans lesquels la pelade semblait avoir été transmise par des chevaux dont les poils étaient malades.

HILLAIRET raconte l'histoire de plusieurs employés d'un même bureau, atteints vers la même époque et qui avaient, près d'eux, un chat peladique qui était sans cesse blotti dans leurs casquettes.

La transmission par l'intermédiaire des animaux paraît donc admissible.

ANATOMIE PATHOLOGIQUE. — Nous ne reviendrons pas sur ce que nous avons dit à propos de la séborrhée grasse et la manière dont se comportait le micro-bacille. Nous nous contenterons d'ajouter que la ressemblance entre la pelade et la séborrhée n'existe pas seulement dans le mode de production de l'alopécie, mais aussi au point de vue des lésions histologiques profondes de la peau d'une plaque.

Les cheveux enlevés à la périphérie d'une plaque paraissent plus ou moins atrophiés. Tantôt leur extrémité profonde présente une saillie arrondie, c'est le cheveu en point d'exclamation ; tantôt au contraire la pointe est effilée. Ils sont secs et cassants, mais ne se brisent pas sous la pince comme les cheveux atteints de tricophytie. Examinés au microscope, les cheveux se présentent avec des renflements ou des étranglements successifs ou bien sont amincis. L'extrémité libre est souvent bifurquée ou divisée en une sorte de pinceau de poils secondaires. La moelle du cheveu fait le plus souvent défaut.

Behrend et Juhel-Renoy y ont constaté en plus la présence de bulles d'air infiltrées, fait particulier à la pelade.

Duckworth et Harais ont vu des follicules pileux, pris au niveau d'une plaque de pelade, transformés en cordon fibreux et entourés de cellules rondes.

Balzer en a trouvé d'autres atrophiés avec des gaines epithéliales recroquevillées, mais renfermant encore un poil mal développé. Les glandes sébacées et les autres parties de la peau sont indemnes.

Leloir a signalé l'atrophie des nerfs cutanés, mais c'est là une exception.

Pronostic. — La pelade est une maladie souvent très longue, tenace, malgré un traitement rigoureusement suivi. Elle peut récidiver.

De plus, c'est une maladie gênante pour le sujet qui en est porteur, parce qu'elle atteint des régions difficiles à dissimuler, et parce que la contagiosité force sans cesse le malade à se surveiller, à prendre des précautions pour son entourage.

A part le retentissement que ces inconvénients peuvent avoir sur le moral, la pelade n'est cause d'aucun trouble général.

Diagnostic. — La pelade est en général facile à reconnaître, il n'y a qu'elle qui produise des plaques alopéciques de forme arrondie, d'aspect éburné et lisse, présentant à leur périphérie des poils peu adhérents.

La trichophytie et la forme dite *pelade pseudo-tondante* donnent toutes les deux naissance a des plaques rondes avec cheveux brisés. Mais dans la trichophytie, les cheveux sont plus volumineux, s'écrasent sous la pince et apparaissent au microscope bourrés de spores, ce qui n'a pas lieu pour le cheveu peladique.

Dans le *lupus érythémateux du cuir chevelu* on trouve bien des plaques alopéciques, mais la peau, au lieu d'être blanche, est lisse, et présente des lésions très apparentes : bordures rouges, cicatrices à la partie centrale.

Dans la *sclérodermie du cuir chevelu*, les plaques présentent une peau indurée ; de plus, cette affection se limite rarement à la tête : on en trouve des plaques sur d'autres parties du corps.

Les cicatrices anciennes de traumatisme, d'impétigo, etc., sont le plus souvent de peu d'étendue ; elles se reconnaissent, non seulement grâce aux antécédents, mais aussi par leur état stationnaire et surtout parce que les cheveux qui les bordent gardent leur adhérence normale.

Les petits abcès punctiformes ayant un poil implanté en leur centre et bordant les plaques alopéciques permettront de reconnaître les *folliculites décalvantes*.

Quant à la *pelade* dite *nerveuse*, à la *pseudo-pelade trophoneurotique*, l'origine en est peut-être la même que la pelade ordinaire. Quoi qu'il en soit, elle survient chez des névropathes ; sa distribution, sa marche, la symétrie des plaques assiégeant un des trajets nerveux sont autant de caractères qui permettront de la diagnostiquer.

Traitement. — Le traitement le plus employé est le traitement de Besnier.

Il faut tout d'abord épiler avec le plus grand soin la bordure des plaques alopéciques, renouveler cette épilation plusieurs fois, au fur et à mesure que les poils repoussent.

L'épilation sera chaque fois suivie de l'application de préparations appropriées. Ces préparations sont nombreuses ; on emploie indifféremment l'ammoniaque, la teinture d'iode, la teinture de cantharides, l'acide acétique, le soufre. Ces lotions ou pommades ont pour but d'exciter les poils dans leur développement, et d'activer leur croissance.

Au point de vue prophylactique, on fera des lotions savonneuses répétées sur le cuir chevelu. Les poils seront coupés ras. A ces soins, on joindra l'antisepsie rigoureuse des objets de toilette et de coiffure ; on arrête ainsi souvent la maladie dans sa marche, et elle n'envahit pas de nouvelles surfaces.

Pour préserver l'entourage de la contagion, on isole autant que possible le peladique.

L'usage des objets de toilette et de coiffure du malade sera formellement interdit aux autres personnes.

Enfin, on a préconisé l'emploi d'un bonnet en caoutchouc, qui adhère bien et reste constamment sur la tête, empêchant tout contact avec les parties atteintes.

IV. — PITYRIASIS VERSICOLOR

Définition. — Affection caractérisée par le développement de taches jaunes ou fauves occupant le plus souvent le tronc, et dues à la germination dans l'épiderme d'un champignon parasite, le *microsporon furfur*, découvert en 1849 par Eichstedt.

Description clinique. — La dimension des taches est variée. Elles sont tantôt très petites, punctiformes, tantôt larges, circulaires.

Les contours en sont très irréguliers, géographiques. La coloration varie du jaune paille au brun foncé. Rarement saillantes, les taches sont généralement lisses, plutôt farineuses que squameuses et si l'on cherche à la détacher avec l'ongle, on enlève un lambeau mince et mollasse d'épiderme ; ce signe, dû au coup d'ongle, est caractéristique.

On rencontre les taches surtout au tronc, jamais

à la main ou au pied. Le reste de la peau n'en est pas exempt.

C'est une affection persistante et récidivante. Elle ne disparaît presque jamais spontanément. Abandonnée à elle-même, elle tend au contraire à envahir les régions voisines.

Description du parasite. — Le champignon du pityriasis pénètre peu dans le derme.

Observées au microscope, les spores se présentent en grappes ou en amas reliés entre eux par des tubes. Les amas sont situés dans des fentes ou des loges résultant de la désagrégation des cellules épidermiques des couches cornées. Les tubes sont courts, peu flexueux ou contournés en Y ; on y trouve des noyaux correspondants à chaque cellule. Les spores sont de volume variable, arrondies ou aplaties, rappelant les hématies ; leur centre présente un noyau volumineux, enveloppé d'une couche légère de protoplasme granuleux et contenu dans une enveloppe cellulosique.

Étiologie. — L'inoculation aux animaux est possible (Robner) et l'incubation est de quatre semaines environ.

La contagion paraît être démontrée ; mais elle n'est pas fatale, même après un contact prolongé.

La question de terrain semble jouer ici un rôle prépondérant. Le microsporon furfur se développe surtout chez les sujets dont la nutrition se fait mal. Il est fréquent chez les tuberculeux, les arthritiques, les obèses.

Diagnostic. — L'aspect spécial des taches, le coup d'ongle, et en cas de doute l'examen microscopique permettent de faire le diagnostic.

Le *masque de la grossesse* siège à la face; la *syphilide pigmentaire*, au cou; le pityriasis ne se rencontre guère qu'à la face antérieure du tronc.

Les *roséoles*, et particulièrement celles de la syphilis, peuvent être simulées par le pityriasis versicolor, mais celui-ci présente, au moins par places, sa teinte jaune ou brunâtre caractéristique. Ses éléments sont d'ailleurs plus irréguliers que ceux de la roséole.

Le *pityriasis rosé* a une marche, une disposition régulière au thorax, des éléments de formes circulaires ou en médaillon qui permettent de le reconnaître.

Traitement. — Comme les spores n'occupent que les couches cornées de l'épiderme, on les guérit facilement en employant les substances qui amènent une exfoliation épidermique rapide : en première ligne, la teinture d'iode, le savon noir en frictions, ou les pommades au turbith, au calomel, au soufre, dont on fait suivre l'application de savonnages à l'eau chaude avec un savon ponce.

V. — ÉRYTHRASMA

Description. — On désigne sous ce nom un érythème de la région inguino-cruro-scrotale, pouvant se généraliser et produisant la desquamation de l'épiderme épaisse dans lequel se rencontre un champignon extrêmement petit, le *microsporon minutissimum*, qui a des spores inégales disposées en amas ou en chaînettes et un mycélium, composé de tubes isolés ou en réseaux. Ce champignon laisse les poils intacts.

Symptomatologie. — Le plus souvent inaperçu, surtout au début, l'érythrasma ne trahit sa présence que par un léger prurit dans la région atteinte.

Quand la lésion est constituée, elle se présente sous la forme d'une plaque rouge brunâtre, quelquefois même pigmentée dans les cas anciens, les bords sont nets, festonnés ou diffus, l'étendue varie et devenir large comme la paume de main.

D'autres fois, la marche est plus aiguë, la coloration plus rouge, les bords plus marginés et la lésion s'étend à l'abdomen, à la poitrine, aux grands plis interfessiers.

Diagnostic. — L'érythrasma diffère de l'*intertrigo* par la couleur moins vive. Sa limitation moins exacte aux surfaces en contact, sa sécheresse, son absence de troubles fonctionnels.

La *trichophytie cutanée*, dont les cercles réguliers sont cependant bien nets, a pu être confondue avec les formes inflammatoires ou extensives de l'érythrasma.

Il en est de même du *pityriasis versicolor*, vite reconnu à l'examen microscopique et surtout de l'*eczéma séborrhéique*.

Peu contagieux, l'érythrasma est surtout fréquent chez les hommes et les arthritiques.

Traitement. — Applications de teinture d'iode, de pommades soufrées et salicylées et lavages avec du savon noir. L'érythrasma étant très rebelle, le traitement devra être longtemps prolongé.

3e GROUPE

DERMATOSES MICROBIENNES

I. — SYPHILIS

Description. — La syphilis est une maladie contagieuse, d'origine parasitaire, mais dont le microorganisme nous est totalement inconnu. Elle est chronique dans son évolution et le malade qui en est atteint la conserve pour toute son existence (1). Elle évolue d'une manière systématique: elle présente :

Une *période d'incubation*, dont la durée moyenne est de trois à quatre semaines;

Une *période primaire*, pendant laquelle n'existe qu'une lésion locale au point d'inoculation : le *chancre;*

Une *période secondaire*, d'une durée de deux à trois ans, caractérisée par l'apparition d'éruptions généralisées, mais superficielles, dont le type est la *roséole;*

(1) On a pu signaler des cas de réinfection syphilitique. Mais aucun n'est absolument probant.

Une *période tertiaire*, de durée indéfinie, dont les manifestions sont localisées, mais profondes, et dont le type est la *gomme*.

Étiologie. — La syphilis existe sur tous les points du globe, mais elle est beaucoup plus grave dans les pays chauds que dans les pays tempérés.

Elle est plus répandue à la ville qu'à la campagne.

C'est une maladie spéciale à l'homme. Il est impossible de la communiquer aux animaux. Les chevaux présentent cependant une maladie qui se propage par le coït, la *dourine*, qui n'est pas sans analogie objective avec la vérole.

Lustgarten avait décrit comme agent pathogène de la syphilis un bacille assez analogue à celui de la lèpre et de la tuberculose. Mais Alvarez et Tavel ont montré qu'il s'agissait d'un vulgaire saprophyte, hôte normal du smegma préputial.

Modes de transmission de la syphilis. — On ne prend pas la syphilis comme une pneumonie. Il faut une transmission plus ou moins directe. Celle-ci peut se faire de différentes façons :

1° *Contagion*. — Le virus syphilitique est transmis à un sujet sain par un syphilitique (*contagion directe*), ou par un objet quelconque ayant touché un syphilitique (*contagion indirecte*).

Le virus syphilitique existe dans toutes les manifestations morbiliques de la maladie. Le chancre, les plaques muqueuses sont d'une contagiosité extrême. Mais il semble que les lésions des périodes éloignées de la syphilis, les vieux ulcères, les gommes soient dépourvues de virulence. Il n'y a pas que les ulcères et les néoplasmes syphilitiques qui soient capables de contagion. Le sang, le sperme sont extrêmement virulents. Par contre, les sécrétions normales (lait, salive, urines, larmes, sueur) ne le sont pas. Il va sans dire que si ces produits de sécrétion sont habituellement inoffensifs, il n'en va pas de même lorsqu'ils sont souillés par des produits syphilitiques : telle la salive baignant des plaques muqueuses de la bouche ; telle la lymphe vaccinale d'un enfant syphilitique qui forcément est mélangée au sang par le grattage de la lancette.

La *contagion directe* se fait le plus souvent dans les rapports vénériens normaux (*chancres génitaux*) ou anormaux (*chancres extra-génitaux : anal, amygdalien*). La multiplicité des caresses dans l'amour dissémine encore les chancres loin de la vulve et du pénis : seins (nourrissons adultes de Ricord), langue, œil, narines, espaces interdigitaux, etc.

Mais il faut savoir que, de toutes les maladies vénériennes, la syphilis est la moins vénérienne en ce sens qu'elle se donne bien souvent en dehors des pratiques amoureuses. C'est ce que le professeur Fournier appelle la *syphilis des innocents :* enfants embrassés sur la bouche par des adultes syphilitiques, parents ou amis; succion de la plaie du circoncis par un rabbin syphilitique; contamination d'une nourrice au sein par un nourrisson syphilitique; contamination d'un médecin ou d'une sage-femme, au doigt, en pratiquant le toucher vaginal d'une femme syphilitique. On conçoit que cette syphilis des innocents fournisse le plus fort contingent aux chancres extra-génitaux.

La *contagion indirecte* est moins fréquente, mais elle est patente : ustensiles de ménage (verres biberons), objets divers (instruments de musique, pipes, rasoir du barbier), instruments médicaux (spéculum, abaisse-langue, scarificateur, lancette vaccinale, crayon de nitrate d'argent, canule vaginale, etc.).

2° *Hérédité.* — Il s'agit ici de la transmission héréditaire vraie par le sperme ou l'ovule, les sujets étant déjà syphilitiques au moment du coït fécondant. Il suffit pour la transmission de la maladie que l'un des deux générateurs soit syphilitique, mais la syphilis de la mère est un facteur plus certain que la syphilis du père.

Il est bien rare que des enfants naissent sains de parents syphilitiques, mais au fur et à mesure que la maladie vieillit et surtout si elle est bien traitée les chances de transmission diminuent. En pratique, on peut admettre avec le professeur Fournier qu'un sujet, dont la syphilis, remontant à 4 ou 5 ans, a été traitée régulièrement et qui, depuis deux ans au moins, ne présente pas de manifestations syphilitiques quelconques, a chance de ne pas transmettre la syphilis à sa descendance. Ce principe est d'un grand intérêt lorsqu'il s'agit d'autoriser ou non un syphilitique à se marier.

Le traitement a une très grande influence sur la procréation d'enfants sains. Ainsi diminue-t-on les chances de transmission héréditaire par un traitement sérieux pendant la grossesse. Le traitement du père pendant quelques semaines avant le coït fécondant a aussi une influence majeure.

La transmission héréditaire à la troisième génération paraît être démontrée.

3° *Syphilis conceptionnelle* (contagion de la mère in utero par un fœtus syphilitique). — Une femme, fécondée par un syphilitique dépourvu d'accidents au moment du coït, peut n'être pas contagionnée par ce syphilitique. Mais le fœtus, syphilitique par son père, peut contagionner secondairement la mère. C'est ce qu'on appelle la *syphilis conceptionnelle*. Mais, ainsi que l'a fait remarquer Baumès et après lui Colles (loi de Baumès-Colles), cette femme, bien que ne présentant jamais de manifestations syphilitiques, est immunisée contre la syphilis. Elle peut allaiter sans danger son nourrisson syphilitique, même couvert de plaques muqueuses. Elle ne sera jamais infectée par lui.

4° *Syphilis du fœtus par contage intra-utérin.* — Ici, c'est au contraire une femme enceinte qui prend la syphilis, chancre vulvaire par exemple, et qui transmet la maladie au fœtus à travers le placenta.

Ce n'est plus la syphilis héréditaire initiale de l'ovule ou du spermatozoïde, c'est la syphilis transmise à travers le filtre placentaire.

L'évolution de cette syphilis n'a pas encore été beaucoup étudiée, mais il faut noter que la transmission de la syphilis par voie placentaire ne paraît plus se faire lorsque la mère est infectée avant le 6e ou le 7e mois. — Avant cette époque, il est fréquent de voir la mère avorter.

1. — Syphilis acquise.

I. Période d'incubation. — La syphilis n'éclate pas immédiatement après le contage. Il s'écoule un certain temps avant l'apparition des premiers accidents ; la maladie reste silencieuse, elle incube pendant une durée assez variable, mais assez longue. Il s'écoule environ trois à quatre semaines avant l'apparition du chancre, de telle sorte qu'on a pu dire : « après un coït suspect, on n'est tranquille qu'après avoir fait ses vingt-huit jours. » Les chiffres extrêmes observés sont 20 et 42 jours. Les cas signalés de 10 jours et 15 jours méritent d'être suspectés.

Cette période passée, le chancre éclate.

II. Chancre. — SYMPTOMATOLOGIE. — Ainsi que l'a dit RICORD : « En fait de vérole, on est puni initialement par où on a péché. » Le chancre apparaît à l'endroit même où a été déposé le virus syphilique : verge, lèvre, sein, etc.

Le chancre est la *première manifestation* de la maladie, la seule pendant trois à quatre semaines, mais *constante*. « La syphilis ne pénètre jamais dans l'économie sans effraction, disait Ricord. Elle n'envahit jamais l'organisme sans faire son trou quelque part ; elle a toujours une *porte d'entrée*. Ce trou, cette porte d'entrée, c'est l'accident de contagion, le chancre, qui prélude à toutes les autres manifestations et sert en quelque sorte d'exorde indispensable à la maladie.

Le chancre syphilitique, chancre huntérien, chancre induré, chancre infectant est un véritable néoplasme composé de fibrilles conjonctives enfermant dans leurs mailles une quantité considérable de cellules de toutes formes et d'origines diverses, mais c'est un néoplasme à surface érosive.

Le début du chancre est tout à fait insidieux et fait que l'on méconnaît souvent sa nature. Sur la peau, c'est une petite papule, lenticulaire, rougeâtre, desquamative ; sur les muqueuses, c'est une très petite érosion, extrêmement superficielle.

A la période d'état, le chancre se présente sous l'aspect suivant, ainsi que l'enseigne Fournier (1) :

(1) Fournier, *Traité de la Syphilis*.

1. Lésion bien circonscrite, d'étendue très limitée.

2. Lésion non assujettie à une forme spéciale, mais le plus souvent ronde ou ovalaire.

3. Lésion érosive de surface, bien plus souvent qu'ulcéreuse.

4. Lésion se continuant sans ressaut et notamment sans bords à pic avec les tissus voisins.

5. Lésion à fond lisse, égal, uni.

6. Lésion n'ayant pas de coloration qui lui soit absolument spéciale, mais affectant plus volontiers l'une des deux teintes suivantes : soit la teinte rouge dite « chair musculaire », soit la teinte grisâtre du « lard ranci ».

7. Lésion suppurant peu et sécrétant de la sérosité louche plutôt que du véritable pus.

8. Lésion présentant au-dessous de sa surface érosive une assise résistante, laquelle se traduit au palper par l'une des trois variétés d'induration dites : induration noueuse, induration parcheminée, induration foliacée.

9. Lésion remarquablement indolente et aphlegmasique, dépourvue de troubles fonctionnels et pauvre en complications.

Tels sont les caractères proprement dits du chancre.

Mais le chancre est toujours accompagné d'un satellite « fatal », selon le mot de Ricord, dont la valeur diagnostique est considérable, c'est le *bubon*. « Il est le compagnon fidèle du chancre ; il l'escorte invariablement, fatalement ; il suit le chancre comme l'ombre suit le corps... Pas de chancre infectant sans bubon. » (RICORD.)

Quatre attributs en composent la caractéristique usuelle :

1° C'est une adénopathie tout au plus moyenne comme développement ;

2° C'est une adénopathie aphlegmasique, froide, indolente ;

3° C'est une adénopathie dure ;

4° C'est une adénopathie le plus habituellement polyganglionnaire, c'est la *pléiade de Ricord.*

Cette adénopathie, développée avec le chancre, lui survit et coexiste avec les premières poussées secondaires. On peut la rencontrer cinq, six, sept mois et même davantage après la guérison du chancre. Aussi est-elle d'un grand secours lorsqu'il s'agit de retrouver la porte d'entrée d'une syphilis où le chancre est passé inaperçu.

COMPLICATIONS DU CHANCRE. — Elles sont rares. Lorsqu'elles se produisent, elles sont presque toujours le résultat de la malpropreté du malade.

L'inflammation du chancre est une des moins rares : le chancre se tuméfie, s'entoure d'une auréole hypérémique, d'un œdème des téguments qui deviennent pâteux et bouffis ; de la lymphangite même peut survenir s'attestant par l'apparition de cordons en tuyau de pipe avec renflements moniliformes et l'état fluxionnaire des ganglions. Les conséquences de cette inflammation sont la *bala-*

nite, le *phimosis* et le *paraphimosis*, toutes complications extrêmement pénibles.

Chez la femme, les accidents lymphangitiques de la vulve peuvent se traduire par le *sclérème vulvaire* ou transformation des lèvres en un bloc induré analogue à du carton pâte; ce sclérème vulvaire est extrêmement rebelle à tous les moyens thérapeutiques.

Le chancre peut encore se compliquer de *gangrène;* mais cet accident est rare et ordinairement peu grave.

Rare aussi est le *phagédénisme*. Fournier en évalue la proportion numérique à 6 pour 1000. Il peut se présenter sous forme de phagédénisme gangréneux, de phagédénisme inflammatoire encore nommé *phagédénisme rouge*, pour indiquer sa forme ulcéreuse, ou de phagédénisme érosif, la lésion s'étendant sur de vastes surfaces sans entamer la profondeur.

Diagnostic du chancre. — Il est facile lorsque tous les caractères que nous avons énumérés sont réunis.

Mais il est souvent fort difficile et il sera souvent prudent de réserver son diagnostic jusqu'à l'apparition des accidents secondaires.

Une multitude de lésions peuvent simuler le chancre: des lésions galeuses, l'herpès, le chancre mou, la balanite, une plaque muqueuse, etc.

Les deux diagnostics les plus importants sont ceux du chancre mou et celui de l'herpès.

Le *chancre mou* se développe presque aussitôt après le coït, comparativement au chancre induré. En effet, le chancre mou se développe 3 ou 4 jours après le contage, tandis que le chancre syphilitique apparaît seulement au bout de 3 ou 4 semaines.

Autre fait important, le chancre mou est réinoculable au malade qui en est porteur, chose impossible pour le chancre syphilitique.

Mais outre ces caractères, qu'on pourrait appeler *biologiques*, le chancre mou possède des caractères objectifs tout à fait importants. C'est une lésion irrégulière de forme, réellement ulcéreuse, à fond tomenteux et sanieux, secrétant du pus, sans induration, accompagnée d'une adénopathie volumineuse, empâtée, douloureuse, tendant à la suppuration.

Enfin, en examinant au microscope les sécrétions du chancre, suivant la méthode de Ducrey, il est possible d'y découvrir le bacille du chancre mou.

L'*herpès* possède aussi un assez grand nombre de caractères différentiels. Le professeur Fournier les a résumés en un tableau que nous ne saurions mieux faire que de rapporter ici.

Diagnostic différentiel du Chancre syphilitique et de l'Herpès (d'après FOURNIER)

	Herpès	**Chancre**
Trois signes différentiels presque constants :	1° Base souple sans induration. 2° Pas de retentissement ganglionnaire. 3° Contour de l'érosion, constitué par des segments réguliers de petites circonférences (Microcyclisme).	1° Base indurée. 2° Adénopathie constante (indolente, dure, généralement polyganglionnaire.) 3° Contour ne présentant jamais les segments réguliers de petites circonférences propres à l'herpès.
Evolution	1° Limitation rapide. 2° Cicatrisation hâtive.	1° Limitation moins rapide. 2° Cicatrisation plus lente.
Signes non constants de valeur moindre	1° Lésion prurigineuse (ardeur, feu local au début). 2° Erosions habituellement multiples. 3° Erosions d'étendue minime, souvent miliaires. 4° Erosions généralement très superficielles.	1° Lésion absolument indolente. 2° Lésion souvent unique, ou multiple à degré moindre que l'Herpès. 3° Lésion en général plus étendue que l'herpès. 4° Lésion en général plus creuse.

III. Période secondaire. — SYMPTOMATOLOGIE. — De même qu'avant l'apparition du chancre il y a une période d'incubation assez longue, de même, avant l'apparition des accidents secondaires, il y a une période latente, qu'on nomme *deuxième incubation.*

La *seconde incubation* compte 45 jours à dater de l'apparition du chancre. Elle s'accompagne souvent de phénomènes généraux indices de l'infection générale, de l'imprégnation syphilitique.

Dépression physique et morale, insomnie sont des phénomènes fréquents. Mais, de tous, le plus constant est l'*anémie*. Elle n'est pas toujours manifeste cliniquement, mais l'examen du sang permet de la mettre en évidence. Il y a, en effet, diminution marquée des globules rouges et augmentation des globules blancs, trois semaines déjà avant l'apparition des exanthèmes. Le traitement mercuriel a une influence curative considérable sur cette anémie.

Les *sueurs nocturnes*, la *dysménorrhée*, les *avortements* peuvent survenir à ce moment.

L'un des phénomènes les plus pénibles est la *céphalée*, intense comme aucune autre, surtout nocturne, qui s'observe surtout chez les syphilitiques âgés, les vieillards et sans doute en rapport avec quelques déterminations artérielles. Il est souvent difficile de la distinguer de la céphalée nerveuse des états neurasthéniques, développée à l'occasion de la syphilis.

Les os sont parfois le siège de douleurs nocturnes terribles (*douleurs ostéocopes*) ; on peut observer des *gonflements périostiques*, des *arthralgies*, des *myosalgies*, des *contractures musculaires*, dont la plus caractéristique est la *contracture bicipitale*.

La *fièvre* a été signalée par certains auteurs, assez intense parfois pour simuler la fièvre typhoïde (*typhose syphilitique*).

Assez rarement on observe un *ictère biliphéique* intense, qu'on a pu attribuer à un catarrhe du cholédoque (roséole interne de Gubler) ou à la compression du canal hépatique par les ganglions hypertrophiés du hile du foie.

Pendant cette seconde incubation, il y a une réaction générale de tout le système lymphoïde qui se traduit par l'hypertrophie de ses différents appareils.

Les *ganglions* augmentent de volume et cette hypertrophie ganglionnaire générale est un symptôme important de la syphilis secondaire : elle est prédominante à la *nuque*, où elle est comme la signature de la maladie (on y tâte le pouls de la vérole, disait Ricord); elle doit être aussi recherchée aux ganglions rétro-auriculaires, sous-occipitaux, épitrochléens, sous-maxillaires, axillaires, inguinaux, etc.

Les *amygdales*, les organes lymphoïdes de la base de la langue, du pharynx, la rate sont aussi hypertrophiés.

Ces différents symptômes persistent pendant toute la durée de la période secondaire. Ils peuvent être traversés par d'autres épisodes dont la gravité est plus grande, car ils ont trait aux viscères importants : iritis, irido-choroïdite, kératite, syphilis cérébrale, syphilis médullaire, névrites, néphrites, glycosurie, pleurésie, etc.

L'entrée dans la période secondaire est révélée par l'apparition de la *roséole.*

Éruption de petites taches érythémateuses, de la dimension moyenne de 0,50 c., disséminées sur toute la surface du corps, mais particulièrement au niveau des flancs, où il faut la rechercher quand on hésite à la reconnaître. Elle est d'autant plus apparente qu'on l'examine à travers un verre bleuâtre (THIBIERGE, BROCA). Mais dès lors la peau du syphilitique est envahie par un grand nombre d'éruptions de tous genres.

Il en est de même des muqueuses.

1° **Syphilides cutanées.** — Les variétés de syphilides de la peau sont très nombreuses.

SYMPTOMATOLOGIE. — Nous devons tout d'abord signaler un caractère commun à toutes ces manifestations cutanées de la période secondaire, c'est qu'elles ne sont l'occasion de l'apparition d'aucune douleur à la peau, d'aucune démangeaison.

La classe des *syphilides papuleuses* renferme le plus grand nombre de variétés de lésions cutanées survenant au cours de la syphilis secondaire.

La papule, lésion fondamentale, peut exister

seule, et l'on a alors affaire à une *syphilide papuleuse simple* dont la forme est variable ; ou bien la papule s'accompagne de lésions épidermiques, squame, érosion, hypertrophie épidermique, vésicules, et l'on se trouve alors en présence d'une *syphilide papulo-érosive*, *papulo-squameuse*, etc.

Les plus précoces et les plus fréquentes des syphilides papuleuses sont celles auxquelles le professeur FOURNIER a donné le nom de *syphilides papulo-lenticulaires*. Elles sont caractérisées par des éléments arrondis ou ovalaires, de coloration jambon fumé caractéristique. D'abord lisses, ils deviennent squameux par la suite; ils sont un peu saillants au niveau de la peau et atteignent le volume d'une lentille, d'où leur nom. Leur volume peut varier, il y a des syphilides miliaires, granuleuses. Leur forme et leur disposition peuvent être particulières : syphilides en corymbe, syphilides en cocarde, syphilides circinées, syphilides en nappe, etc. (BALZER).

Dans toutes les formes que nous venons de signaler, l'épiderme reste intact; mais au niveau des syphilides papulo-squameuses, soit pityriasiformes, soit psoriasiformes, l'épiderme se détache, formant des squames, sèches ou un peu grasses, souvent sales, qui s'enlèvent plus ou moins facilement aux plis de la paume de la main, au niveau des fissures en général; ces syphilides s'accompagnent souvent de rhagades.

L'épiderme peut présenter une érosion au niveau de la syphilide papuleuse; l'on a alors la forme *papulo-érosive*, celle que Bazin appelle *plaque syphilitique* et à qui la dénomination de *condylome plat* a pu aussi être donnée.

Au voisinage d'une muqueuse, le condylome plat peut devenir humide et suintant, parfois végétant, rappelant tout à fait une plaque muqueuse.

On peut enfin rencontrer des syphilides papuleuses avec formation de pustules, rappelant des lésions impétigineuses, ou constituant des pustules d'ecthyma ou de rupia.

A la place des pustules, ce peuvent être des bulles qui se joignent aux papules, et c'est alors des lésions pemphigoïdes qui en résultent.

Si ce sont des vésicules, on a alors des *syphilides herpétiformes*, parfois *varioliformes*, qui pourraient faire hésiter le diagnostic sans leurs contours à coloration cuivrée.

La *syphilide pigmentaire* est encore une manifestation cutanée de la période secondaire. Elle est caractérisée par des taches, des marbrures se touchant, laissant entre elles des espaces de peau saine, et disposées de telle sorte que le professeur Fournier a pu les comparer à un réseau, à une dentelle à larges mailles. La couleur des taches est grise ou bistrée; cette lésion résiste aux lavages et aux savonnages les plus énergiques. Son siège de prédilection est la nuque.

2° Syphilides des muqueuses. — Symptoma-

[library stamp]

TOLOGIE. — Aux muqueuses, comme à la peau, on trouve des macules, des érythèmes (*roséole des muqueuses*).

La syphilide la plus ordinaire est la *plaque muqueuse*. — C'est une érosion du derme muqueux de coloration rouge ou opaline caractéristique.

Elle peut être superficielle ou surmonter une papule.

La plaque muqueuse n'est autre qu'une syphilide papuleuse.

Comme à la peau, cette syphilide papuleuse peut devenir un *condylome*, une *syphilide végétante papillomateuse* ou *framboisiforme*.

Elle peut s'ulcérer ou se recouvrir d'un exsudat diphtéroïde.

L'aspect des plaques muqueuses varie un peu suivant les régions où elles se développent.

ANATOMIE PATHOLOGIQUE. — Anatomiquement elles reproduisent les lésions des syphilides de la peau.

IV. Période tertiaire. — DÉFINITION. — La durée de la période secondaire est variable. La moyenne est de 3 à 4 ans. Mais elle peut être abrégée (*tertiarisme précoce*) ou retardée. Et l'on a vu des accidents secondaires survenir à la sixième et même à la dixième année de la vérole.

Il est difficile de définir la période tertiaire.

Cliniquement elle diffère de la période secondaire

par la nature de ses lésions objectives et par la différence dans la contagiosité.

Ce qui caractérise la période secondaire, ce sont les éruptions généralisées mais légères, superficielles, dont les types les plus communs sont la roséole, les syphilides papuleuses, les plaques muqueuses.

Ce qui caractérise la période tertiaire, ce sont les éruptions localisées, mais profondes, dont le type le plus usuel est la *gomme*.

Les accidents de la période secondaire sont effroyablement contagieux.

Ceux de la période tertiaire paraissent dépourvus de virulence.

La syphilis a donc complètement changé d'aspect au moment de la période tertiaire. Et il est vraisemblable que cela tient à une modification biologique de l'agent morbifique.

Aussi, ne pourra-t-on donner une définition réellement scientifique du tertiarisme que le jour où on connaîtra l'agent de la syphilis et par suite la modification de cet agent qui entraîne la modification de la maladie.

Symptomatologie. — C'est au moment de la période tertiaire que la syphilis s'attaque principalement aux viscères : foie, rein, cerveau, poumon, etc. Mais ces déterminations relèvent de la pathologie interne (1) et non de la dermatologie. Nous n'envisageons ici que les accidents cutanés.

(1) Voyez Paul Lefert, *Aide-Mémoire de Pathologie interne*.

Il y a deux types principaux d'accidents cutanés tertiaires :

1° Les *syphilides tuberculeuses*, dans lesquelles la néoplasie inflammatoire affecte dans la peau une disposition qui se rapproche des éruptions papuleuses de la période secondaire, mais où l'infiltration cutanée est beaucoup plus profonde.

2° Les *gommes* ou *syphilides gommeuses* cutanée et sous-cutanée.

Les *syphilides tuberculeuses* peuvent être tuberculo-ulcéreuses ou tuberculeuses sèches.

Les *syphilides tuberculo-ulcéreuses* se distinguent par leur *infiltration* profonde, leurs *croûtes* qui sont grandes, volumineuses, orbiculaires, enchassées dans la peau, brunes comme des écailles d'huître et ayant un peu l'aspect en rocaille de celle-ci, et leur *ulcération*. L'ulcération a pour caractères d'être circinée (ronde comme si elle avait été faite au compas), profonde, à bords verticaux, adhérents et non décollés, à fond crémeux ou bourbillonneux.

Diagnostic. — Le diagnostic objectif sans anamnèse est généralement facile.

Il n'en est pas de même des *syphilides tuberculeuses sèches*, qu'on peut très facilement confondre avec le lupus tuberculeux.

Nous donnons ci-dessous le tableau du diagnostic différentiel dressé par le professeur Fournier (1).

(1) Fournier, *Cliniques du Vendredi*.

Diagnostic différentiel des syphilides tertiaires et du lupus (d'après Fournier)

3 éléments de diagnostic. — Il n'y a pas de signe pathognomonique.

SYPHILIDES	LUPUS
I). — *Signes d'objectivité.*	
Formes sèches	
1) Couleur jambon fumé.	1) Couleur jaunâtre sucre d'orge du tubercule.
2) Consistance dure des tubercules.	2) Consistance absolument molle
Formes ulcéreuses	
1) Aréole rouge sombre.	1) Aréole rouge clair, quelquefois à reflet bleuâtre.
2) Croûtes compactes, dures, stratifiées, foncées noires, coniques en patelle et en écaille d'huître.	2) Croûtes moins creuses, plus molles, moins foncées, plus plates.
3) Bords nettement entaillés, à pic offrant une réelle hauteur, adhérents, durs.	3) Bords moins accentués, moins élevés, moins décollés, minés, flottants, mollasses.
4) Fond creux, déprimé, irrégulier, raviné, étagé, *bourbillonneux* ou *crémeux*.	4) Fond moins excavés, quelquefois affleurant la peau, lisse, quelquefois bourgeonnant en chou fleur rouge ou d'un rose véronique.
5) Configuration systématique de type circiné.	5) Configuration moins méthodique, irrégulière, atypique.
II). — *Signes rationnels.*	
1) Evolution plus hâtive (par mois).	1) Evolution plus torpide (par années).
2) Accidents contemporains d'ordre spécifique.	2) Accidents d'ordre scrofuleux
3) Antécédents d'ordre spécifique.	3) Antécédents d'ordre scrofuleux.
4) Habitus du sujet.	4) Habitus scrofuleux (mains bleues, asphyxiques, œdémateuses).
III). — *Critérium thérapeutique.*	
Succès rapide du traitement syphilitique.	Inutilité du traitement syphilitique.

Les syphilides gommeuses sont dues à l'accumulation dans le derme ou le tissu cellulaire sous-cutané de cellules embryonnaires et épithélioïdes sous forme de nodules analogues aux nodules turberculeux. L'évolution de ces nodules aboutit à la caséification du centre et à l'expulsion au dehors de ce contenu caséeux.

A la phase de crudité, la gomme est donc une masse dure, ronde, non douloureuse, sans rougeur de la peau. — Peu à peu, cette tumeur adhère à la peau, qui rougit; elle se ramollit, le derme s'amincit, se perfore et élimine une masse caséeuse qui constitue le bourbillon gommeux. On dirait un anthrax. Mais après élimination du bourbillon, au lieu de voir la cicatrisation s'effectuer, on voit une plaie cratériforme qui est l'*ulcère gommeux*. Les caractères de celui-ci sont : orbicularité, bords taillés à pic, non décollés, fond crémeux.

Aux muqueuses, on observe des *syphilides* tertiaires analogues à celles de la peau.

2. — Syphilis héréditaire

La syphilis se transmet du père ou de la mère à leurs descendants.

Les signes de la transmission peuvent apparaître dès les premiers mois de l'enfant : c'est la *syphilis héréditaire précoce* ; ou bien ils peuvent apparaître seulement à l'adolescence, à la puberté, ou même plus tard encore, 30 ans, 40 ans, c'est la *syphilis héréditaire tardive*.

I. Syphilis héréditaire précoce. — Elle se manifeste de préférence par des accidents de syphilis en nature.

II. Syphilis héréditaire tardive. — Elle se manifeste plutôt par des dystrophies.

Ceci n'a rien d'absolu, bien entendu. Il est même de règle de voir les petits nourrissons syphilitiques cachectiques et malformés.

Symptomatologie. — Les syphilitiques héréditaires tardifs présentent surtout des dystrophies, tandis que les accidents syphilitiques proprement dits, tels que les gommes, s'observent moins fréquemment. — Ces dystrophies des syphilitiques héréditaires tardifs constituent ce qu'on appelle les *stigmates*. Milian en a publié un tableau (1) que nous rapportons ici. Nous lui laissons la parole :

Diagnostic. — Le diagnostic de la syphilis héréditaire tardive (2) se fait : 1° d'après des stigmates ; 2° d'après l'anamnèse.

I. Stigmates. — 1. *Infantilisme.* — A première vue, on est frappé de l'aspect chétif de ces êtres entachés de syphilis héréditaire : ils sont des *infantiles*. Leur teint est grisâtre, bien différent du teint blanc rosé des lymphatiques. Ils sont grê-

(1) Milian, *Diagnostic de la Syphilis héréditaire tardive* (*la Presse médicale*, 2 mars 1898, p. 114).

(2) On entend par là les cas où les accidents spécifiques n'apparaissent que plusieurs années après la naissance et non pas ceux où l'enfant est couvert dès les premiers mois de syphilides de tous ordres.

les de forme et petits de taille. Leur développement s'effectue avec lenteur; leurs dents apparaissent tard; ils marchent à vingt ou trente mois, au lieu de douze, qui est la moyenne habituelle. La parole s'établit bien après le terme ordinaire de deux ans. La puberté met longtemps à s'éveiller : retard dans l'apparition de la barbe et des poils ; retard dans l'établissement des fonctions menstruelles; retard dans la formation des mamelles.

2. *Cicatrices tégumentaires.* — On peut retrouver sur ces sujets des cicatrices tégumentaires qui ont quelque valeur : sur la peau des cicatrices péribuccales, siège favori des syphilides ulcéreuses de la seconde période; les cicatrices du nez : les cicatrices fessières de Parrot, qui présentent ce caractère négatif d'être peu visibles, presque effacées, témoignant ainsi de leur grand âge; sur les muqueuses, cicatrices du voile palatin et de la gorge. Ces cicatrices prennent une signification d'autant plus réelle qu'elles sont plus grandes, plus nombreuses, arrondies, polycycliques, serpentines, en demi-cercle ou en bouquet (criblure en coup de plomb).

3. *Difformités osseuses.* — Les malformations ou difformités acquises du squelette ont une importance considérable en l'espèce. Elles consistent surtout en exostoses et en hyperostoses.

Le *front* présente trois variétés principales de malformation : 1° le *front olympien*, ou front bombé, ventru des Anglais; 2° le *front à bosselu-*

res latérales, le plus fréquent; 3° le *front en carène*, très rare, avec une saillie plus ou moins accentuée sur le trajet de la suture médio-frontale.

Le *crâne* peut porter aussi des bosselures, hyperostoses ou exostoses (*qu'il faut rechercher par le toucher*), ou bien être asymétrique ou encore hydrocéphale. Enfin, on peut rencontrer l'élargissement transverse de sa partie postérieure, c'est le crâne natiforme de PARROT.

Les *difformités nasales* méritent de nous arrêter un instant. FOURNIER en distingue deux catégories : 1° les difformités grossières, ayant un passé pathologique, qui en explique la production; 2° les difformités minimes, produites sans incidents notables ou marqués.

Les premières sont commandées par des nécroses du squelette du nez. Suivant que ces nécroses portent sur la partie supérieure ou la partie inférieure du nez, elles produisent le nez retroussé avec aplatissement de la base, ou le nez à profil brisé, dont le segment inférieur rentre dans le segment supérieur, à peu près comme le cylindre d'une lorgnette (nez en lorgnette de FOURNIER).

Les difformités du second ordre sont très différentes : elles paraissent être le résultat de simples malformations originelles de même ordre que les malformations dentaires. Les plus usuelles consistent dans l'aplatissement de la base du n

La *voûte palatine* elle-même est élevée d'une manière exagérée. Elle est, de plus, ogivale.

La syphilis héréditaire marque aussi de son estampille les autres parties du squelette.

Les *extrémités des os longs* sont souvent tuméfiées : extrémité supérieure du tibia ; têtes du radius et du cubitus ; malléoles ; extrémités antérieures des côtes ; coude.

La *diaphyse des os longs* peut être aussi atteinte de ces hyperostoses. Mais le tibia, en particulier, est « l'os révélateur » par excellence de la syphilis héréditaire. On y rencontre quatre catégories de difformités : 1° tuméfaction de l'os sur une certaine étendue de sa diaphyse ; 2° inégalités et nodosités de la surface ; 3° crête tibiale transformée en une face osseuse ; 4° incurvation apparente, pseudo-rachitique du tibia. C'est le tibia dit en *lame de sabre*, parce que l'hyperostose, augmentant le diamètre antéro-postérieur de l'os, imprime au membre l'apparence d'un aplatissement transversal. En réalité, l'os n'est pas incurvé comme dans le rachitisme. Cette déformation est presque caractéristique à elle seule de la syphilis héréditaire.

Enfin, il est assez fréquent de rencontrer des lésions osseuses multiples analogues au rachitisme (incurvation des os des membres, déformation du thorax, gibbosité), de telle sorte que PARROT avait pu considérer le rachitisme comme d'essence syphilitique. FOURNIER pense que cette opinion est trop exclusive ; pour lui, le rachitisme n'est pas une manifestation syphilitique, mais le résultat de l'influence dystrophique exercée par la syphilis sur le système osseux.

Pour terminer, les *articulations* peuvent être atteintes d'hydarthrose chronique ou d'arthropathies déformantes remarquables par leur indolence.

4. *Lésions testiculaires.*—Les lésions testiculaires sont des plus importantes.

Elles sont de deux ordres : l'*atrophie simple*, en rapport avec l'infantilisme du sujet, sans antécédent pathologique local et pouvant atteindre au volume d'un haricot ; l'*atrophie sclérosique*, résultat d'un sarcocèle double développé dans les premiers mois de la vie. Cette atrophie sclérosique se caractérise par la petitesse, la dureté ligneuse, les nouures testiculaires. Le sarcocèle évolue toujours insidieusement et sans douleur; aussi, est-il presque toujours ignoré des parents.

5. *Triade d'Hutchinson.* — Nous arrivons à la triade d'Hutchinson, manifestations morbides dont l'importance est considérable, et décrites pour la première fois par le médecin dont elles portent le nom.

Elles consistent en : inflammations oculaires; troubles de l'ouïe; malformations dentaires.

1° Les *inflammations oculaires* sont la règle: *kératites instertitielles*, au delà de toute fréquence, *iritis*. Il reste de ces affections des stigmates ultérieurs: néphélions, leucomes, synéchies, dépôts pseudo-membraneux dans le champ pupillaire. Le *strabisme* est commun. Le fond de l'œil présente des *pigmentations* anormales.

2° Du côté des *oreilles*, on observe des cicatrices ou des perforations du tympan, témoins d'une otite moyenne antérieure. Mais ce qui est remarquable, c'est une surdité dont les caractères sont les suivants : elle est brusque, rapidement totale, très intense, sans lésions appréciables, sans otite préalable. Lorsque cette surdité survient de bonne heure, elle entraîne souvent la mutité.

3° Les *malformations du système dentaire* sont un élément de diagnostic rétrospectif d'une grande valeur.

Laissant à part le retard dans le développement des dents, les malformations des maxillaires, l'irrégularité d'implantation dentaire, l'absence permanente de certaines dents, la permanence de dents de lait, nous signalerons surtout les *dystrophies dentaires*.

Fournier les range sous quatre chefs principaux :

a) *Microdontisme* (μικρός petit, ὀδούς dent), pouvant aller jusqu'au nanisme. Cette altération affecte rarement la totalité de la dentition; ce sont presque toujours les incisives qui sont atteintes.

b) *Amorphisme*, état des dents qui s'écarte de la forme physiologique. Il ne s'agit là encore que de malformations partielles et non systématiques : déviations du type (canines transformées en incisives), ou véritables monstruosités (dents en corne, en cheville, etc.).

c) *Erosion dentaire*, entamure de la dent, mais entamure apparente seulement, car la dent s'est constituée sous cette forme originairement.

Fournier en distingue deux groupes naturels : les érosions affectant le corps même de la dent ; les érosions affectant l'extrémité libre de la dent.

α) Les érosions affectant le corps de la dent sont : en cupules punctiformes ou plus grandes, irrégulières, de coloration gris sale ; en facettes ; en sillons *toujours horizontaux ;* en nappe.

β) Les érosions affectant l'extrémité libre de la dent peuvent se produire sur les trois ordres de dents.

Parmi les *molaires*, la première grosse molaire seule est touchée par la syphilis et présente une atrophie de son sommet (atrophie cuspidienne de Parrot). Sous l'influence de l'usure, ce sommet atrophié disparaît peu à peu, et, à l'âge adulte, la première molaire se présente comme une dent raccourcie et en plateau lisse, à laquelle Fournier attache une valeur diagnostique considérable.

Les *canines* ont soit une érosion en V, soit une atrophie conique de leur sommet.

Sur les *incisives*, les variétés sont plus nombreuses. Il peut y avoir soit une brèche angulaire, soit une dentelure en scie, soit un amincissement atrophique du bord libre avec aplatissement antéro-postérieur, soit atrophie générale du sommet, comme précédemment; enfin et surtout l'érosion en échancrure semi-lunaire, dite encore en croissant ou en coup d'ongle.

Les *dents dites d'Hutchinson*, stigmate de la syphilis héréditaire, se distinguent surtout par cette dernière lésion : il s'agit toujours des deux incisives médianes supéri_ures, et leurs axes réciproques sont obliques, convergents. Chaque dent porte sur son bord libre une échancrure semi-lunaire, exactement médiane, presque toujours taillée en biseau aux dépens de son bord antérieur. Le corps de la dent a des angles arrondis; il est souvent court et étroit. Dans certains cas, il est renflé et large au niveau de son collet, rétréci au niveau du bord libre, disposition inverse de la forme physiologique (*dents en tournevis*).

d) Enfin, la *vulnérabilité dentaire* est très grande dans la syphilis héréditaire : les traumatismes s'y produisent facilement(usure progressive, brisure, éclat, émiettement); la carie s'y développe dès le jeune âge et l'édentation prématurée en est souvent la conséquence.

6. *Arrêts du développement*. — Les enfants des syphilitiques présentent presque toujours des arrêts divers du développement *psychique* (enfants arriérés, imbéciles, idiots), ou *physique* (bec-de-lièvre, pied-bot, genu valgum, syndactylie, asymétries, monstruosités, nanisme, gigantisme). Les nains sont souvent des syphilitiques héréditaires,

témoin Bébé, le nain célèbre du roi de Pologne Stanislas Ier.

II. *Signes d'anamnèse.* — L'anamnèse est d'un grand secours lorsqu'il s'agit d'affirmer ou non le diagnostic de syphilis héréditaire. Elle porte :

1° Sur *le malade.* Rechercher les éruptions du jeune âge ; les ophtalmies ; les écoulements d'oreilles ; les convulsions ; l'épilepsie, les douleurs osseuses, etc.

2° Sur *les ascendants.* Le père ou la mère ont-ils eu la syphilis ?

3° Sur *les collatéraux directs.* La syphilis est, en effet, « de toutes les maladies, celle qui produit le plus d'avortements et qui tue le plus d'enfants en bas-âge » (Fournier). Il ne faut donc pas négliger de rechercher si la mère du malade a fait des fausses couches, surtout des fausses couches multiples coup sur coup ; si elle a amené à terme ou avant terme des enfants morts ou mourants ; combien elle a perdu d'enfants et quel âge ils avaient à leur mort. La polymortalité infantile est un avertissement sérieux qui doit faire suspecter la syphilis.

TECHNIQUE D'EXAMEN POUR LA RECHERCHE DE LA SYPHILIS HÉRÉDITAIRE TARDIVE

Ces différents faits peuvent se résumer dans le tableau suivant, dressé par Fournier, et que l'on peut voir dans son service de l'hôpital Saint-Louis :

A. — *Stigmates :*

I. *Infantilisme.* { Taille, gracilité de formes. Retard du développement. { Croissance, dentition, marche, parole, puberté tardive, système pileux, testicule, seins, règles.

II. *Arrêts divers du développement psychique :* enfants arriérés, imbéciles, idiots.

III. *Arrêts divers du développement physique.* { Bec-de-lièvre, pied-bot, genu valgum, syndactylie, asymétries. Monstruosités, nanisme, gigantisme.

IV. *Cicatrices tégumentaires.* { Peau : . . Cicatrices péribuccales, cicatrices de Parrot. Muqueuses : Gorge.

V. *Malformations ou difformités acquises du squelette* (exostoses, hyperostoses, plus spécialement).

1. Crâne : Bosselures, crâne natiforme, asymétrie, hydrocépalie
2. Face : Nez écrasé de base, nez en lorgnette, voûte palatine ogivale.
3. Tibia : Tibia en lame de sabre.
4. Rachitisme.
5. Stigmates articulaires : hydarthroses chroniques, arthropathies déformantes.

VI. *Testicule.* { 1. Infantilisme testiculaire. 2. Sclérose, atrophie sclérosique.

VII. *Triade d'Hutchinson.*

- 1. Œil.
  - Stigmates de kératite interstitielle, d'iritis; stigmates pigmentaires du fond de l'œil.
  - Strabisme.
  - Malformations diverses.
- 2. Oreille.
  - Cicatrices et perforation du tympan.
  - Surdité : surdité rapide, foudroyante; surdi-mutité.
  - Malformations du pavillon.
- 3. Système dentaire.
  - 1. Malformations des maxillaires.
  - 2. Irrégularité d'implantation dentaire.
  - 3. Absence permanente de certaines dents.
  - 4. Permanence de dents de lait.
  - 5. Dystrophies dentaires.
    - *a.* Microdontisme.
    - *b* Amorphisme dentaire.
    - *c.* Dystrophies coronaires (en cupule, en sillon, en nappe).
    - *d.* Dystrophies cuspidiennes (dent d'Hutchinson).
    - *e.* Vulnérabilité dentaire, édentation.

B. — *Signes d'anamnèse :*

Le malade : Eruptions du jeune âge, ophtalmie; écoulements d'oreille, convulsions, épilepsie, pseudo-paralysie de PARROT, douleurs osseuses, etc.

Ses ascendants : Syphilis.

Ses collatéraux directs :

1. Avortements.
2. Accouchements avant terme.
3. Morts nés, morts en bas-âge (Athrepsie, convulsions, méningite). Polymortalité infantile.

Traitement de la syphilis. — Deux écoles se trouvent en présence: les uns, Fournier, Balzer, Mauriac (1), sont d'avis qu'il faut toujours traiter la syphilis si peu grave soit-elle; les autres au contraire, tels que Diday, Jullien (2), pensent qu'il est inutile de traiter les syphilis bénignes.

La première des opinions a prévalu en France, où le plus grand nombre des médecins se rangent à l'avis du professeur Fournier, qui traite toutes les syphilis graves ou bénignes et les traite longtemps, afin d'éviter les accidents tertiaires chez les malades et les manifestations d'hérédo-syphilis chez leurs descendants.

Une première question se pose : à quel moment doit-on commencer à traiter la syphilis? A cela nous répondrons, avec Ricord et Fournier, aussitôt que le diagnostic en sera posé. Pourquoi en effet attendre? Est-on sûr qu'un traitement institué dès le début ne gêne pas, si peu que ce soit, la syphilis dans son évolution?

Toutefois le traitement ne devra être institué que si l'on est bien sûr d'être en présence d'un accident syphilitique. Dans les cas douteux, on attendra avant d'agir qu'un signe concomitant au chancre, soit roséole, soit adénopathie spécifique, soit plaques muqueuses, aide le diagnostic.

(1) Mauriac, *Leçons sur les maladies vénériennes*. Paris, 1890, 2 vol.

(2) Jullien, *Traité pratique des maladies vénériennes*. Paris, 1898.

Or, étant donné un chancre induré avéré, quelle conduite devra-t-on tenir? Il est venu à l'idée de tous les praticiens d'exciser le chancre aussitôt son apparition : traitement local, ayant pour but d'empêcher la généralisation de l'infection. Malheureusement la généralisation est déjà produite au moment de l'apparition du chancre, et comme l'ont prouvé les tentatives de Fournier, de Mauriac, de Leloir, l'opération ne donne aucun résultat.

Pour la syphilis, comme pour toute autre maladie infectieuse, il y a deux façons d'enrayer le mal : 1° mettre l'organisme en état de résister au germe de la maladie; 2° combattre ce germe.

1° *Traitement hygiénique.* — Il remplit la première indication. La syphilis est très différente suivant le terrain sur lequel elle évolue. On a pu dire : robuste constitution, syphilis bénigne; constitution affaiblie, syphilis maligne. On se fait sa syphilis soi-même. — Bien que cette loi soit loin d'être absolue, il vaut mieux la considérer comme toujours vraie. — On doit toujours examiner son terrain. Il est de première importance de connaître les antécédents pathologiques du syphilitique : Est-ce un nerveux? un artério-scléreux, un scrofuleux, etc..., il faut le savoir au point de vue du pronostic et de la marche à suivre dans le traitement. Quelle que soit la diathèse en présence de laquelle on se trouvera, on devra, par un régime et un traitement appropriés, faire du sujet affaibli un terrain résistant.

2° *Traitement médical.* — Le deuxième point du traitement, c'est-à-dire la lutte contre l'agent infectieux de la syphilis, consiste dans l'emploi des préparations mercurielles et iodurées.

Le *mercure* peut être introduit dans l'économie sous forme de mercure métallique ou sous forme de sel (sublimé, calomel, protoiodure, biiodure, tannate, salicylate, phénate, formiate, etc...). On peut employer pour l'administrer la voie digestive (solutions, sirops, pilules), la voie sous-cutanée (injections de sels solubles ou insolubles), la voie cutanée (bains, frictions). — Si l'on est contraint d'agir rapidement vu le gravité des accidents, on emploiera de préférence les frictions. Si les voies digestives sont en mauvais état, on aura recours aux frictions et aux injections hypodermiques. Ces dernières ont en plus l'avantage d'empêcher les malades de se soustraire au traitement, ce qui arrive souvent dans les services de vénériens des hôpitaux.

L'*iodure de potassium* en solution ou associé à un sirop est la base des préparations iodurées employées contre la syphilis. On emploie parfois l'iodure de sodium, mais ses propriétés antisyphilitiques sont loin d'être démontrées.

Il y a quelquefois lieu de donner ce que l'on appelle le *traitement mixte*, c'est-à-dire de prescrire à prendre simultanément l'iodure et le mercure. Le sirop de Gibert, sirop biiodure, réalise cette indication, mais on peut donner à prendre une solution iodurée et de la liqueur de Van Swieten ou toute autre préparation à base de mercure.

D'une façon générale, c'est contre les manifestations des premières périodes de la syphilis que devra être prescrit le mercure. L'iodure sera employé pour combattre les manifestations à tendance scléreuse des périodes tardives. On emploiera le traitement mixte au début aussi bien qu'aux derniers stades de l'évolution de la syphilis, surtout quand l'un ou l'autre des traitements simples n'aura pas donné de résultat.

Le traitement antisyphilitique doit être donné à tous les syphilitiques. — D'autres affections concomitantes ne se sont pas une contre-indication. Si les sujets sont débilités, nous savons qu'il faut les tonifier et soigner leur diathèse. — Les femmes enceintes seront traitées comme les autres malades plus même, pourrait-on dire, que les autres, car un traitement institué à temps peut empêcher l'avortement presque inévitable. On devra également chez les enfants combattre, aussitôt qu'elles auront paru, les manifestations hérédo-syphilitiques précoces ou tardives.

Nous savons à quel moment doit commencer le traitement de la syphilis, reste à savoir combien de temps il devra durer et comment il faudra le diriger. Diday, Mauriac, Kaposi ne traitent les malades qu'aux périodes d'activité, ils arrêtent le traitement aussitôt que les accidents ont disparu.

RICORD continuait l'emploi du mercure pendant 6 mois et celui de l'iodure ensuite pendant 3 mois.

La méthode de choix est certainement celle du professeur FOURNIER, qui prescrit généralement l'emploi des préparations mercurielles pendant les 2 premières années, mais avec des intervalles de repos faisant suite à des périodes de traitement actif de 6 mois, de 2 mois ou d'un mois, suivant les cas. Il donne plus tard l'iodure de la même façon à intervalles espacés. — Cette méthode semble être la plus sûre pour mettre les syphilitiques à l'abri des accidents tertiaires.

3° *Prophylaxie de la syphilis.* — « Elle constitue par certains côtés un problème social de la plus haute importance. » C'est à la police sanitaire et à l'hygiène de la résoudre : à la police sanitaire par la réglementation de la prostitution ; à l'hygiène, en isolant autant qu'il est possible le syphilitique, et cela en veillant à ce que les objets dont il se sert et qui pourraient devenir les instruments de la contagion soient exclusivement réservés à son usage, en préservant l'entourage par tous les moyens.

Quant à savoir s'il est possible d'éviter la contagion, la question reste forcément obscure, l'agent infectieux n'étant pas connu.

Tous les auteurs sont d'accord sur ce point que le chancre mou peut être facilement évité par les soins les plus simples de propreté.

Pour ce qui est du chancre induré, on ne sait

encore pas exactement à quoi s'en tenir. On ne connaît pas l'action des antiseptiques ordinaires sur le virus syphilitique. On a vu des chancres se développer en dépit de cautérisations pratiquées immédiatement après la contagion.

Toutefois, comme il faut, à la peau notamment, une porte d'entrée au virus, on ne saurait trop recommander, avec MAURIAC, de se méfier des écorchures et de les éviter autant que possible.

L'accoucheur en particulier devra protéger, au moyen du collodion ou de tout autre agent préservatif, les érosions ou égratignures qu'il pourra avoir aux doigts, quand la parturiente dont il aura à s'occuper sera une femme syphilitique présentant des accidents contagieux, chancre ou plaques muqueuses.

II. — LUPUS TUBERCULEUX

DÉFINITION. — Lésion tuberculeuse de la peau, se développant de préférence au visage et caractérisée par la présence de petits nodules jaunâtres couleur sucre d'orge, mous, enchâssés dans la peau, ne faisant pas de saillie à la surface et possédant la structure du follicule tuberculeux. Les tubercules sont environnés de tissu congestionné et subinflammé. Il existe aussi fréquemment dans le voisinage des grains de milium.

Les plaques formées par ce mélange de lésions tendent sans cesse à s'accroître ; si la cicatrisation survient en un point, il y a extension du processus en un autre. La cicatrisation se fait au centre quand elle existe et la périphérie s'accroît.

La fonte des tubercules peut donner lieu à des ulcérations qui provoquent des délabrements parfois considérables. Il se développe alors des croûtes, des lésions d'infection secondaire qui cachent souvent aux yeux les tubercules et peuvent laisser ignorer le vrai diagnostic.

Suivant que le lupus tend à la cicatrisation ou à l'ulcération, on en distingue deux groupes : le *lupus ulcéreux* ou *exedens* et le *lupus non ulcéreux* ou *non exedens*. Il y a, bien entendu, des cas mixtes.

1. — Lupus non-ulcéreux.

Gaucher (1) en distingue trois variétés principales : le *lupus plan*, le *lupus proéminent*, le *lupus éléphantiasique*.

I. Lupus plan. — Diagnostic. — Les tubercules qui le caractérisent sont très peu saillants, au point que le diagnostic entre cette variété et le lupus érythémateux est souvent difficile.

Symptomatologie. — On ne trouve généralement qu'une plaque siégeant presque toujours à la joue ; cette plaque est à bords bien nets, sa couleur est rouge brunâtre, elle est luisante, comme vernissée. Elle peut être couverte de petites

(1) Gaucher, *Traité de médecine* de Brouardel et Gilbert, tome III : *Maladies de la peau*.

squames; dans ce cas, la variété prend le nom de *lupus pityriasiforme*. — Le centre de la plaque a tendance à l'atrophie cicatricielle, les bords au contraire s'étendent.

II. **Lupus proéminent.** — C'est le *lupus vulgaire.*

Symptomatologie. — Au lieu d'avoir affaire à des tubercules peu saillants, comme dans le lupus plan, on se trouve ici en présence de tubercules de grosseur variable pouvant atteindre le volume d'un pois, d'une noisette. — Au début, ces tubercules sont mous. Ils peuvent rester très longtemps sans consistance, mais le plus souvent ils se sclérosent. A la surface des lésions lupiques, les vaisseaux sont dilatés et très abondants. Le derme et le tissu cellulaire sous-cutané sont infiltrés, avec œdème lymphatique.

Cette variété est très susceptible de devenir végétante. Au nez, elle peut former une tumeur bosselée avec bourgeons fongueux et rouges. Elle peut simuler l'acné rosacée hypertrophique, voire la lèpre tuberculeuse, en siégeant aux lèvres et envahissant la face.

III. **Lupus élépantiasique.** — Anatomie pathologique. — La lésion tuberculeuse s'accompagne d'un état hypertrophique du derme. Cette hypertrophie cutanée est produite par l'œdème chronique en rapport avec les oblitérations lymphatique ou veineuse. Les lésions vasculaires sont produites soit par le développement du bacille tuberculeux, soit, ce qui est plus fréquent, par les infections streptococciques répétées, les poussées érysipélateuses.

Les tubercules et les ulcérations sont développés sur un membre (il s'agit presque toujours des membres inférieurs), qui est considérablement hypertrophié, et dont la peau est dure, infiltrée, ne prenant pas l'empreinte du doigt. Les plis articulaires sont marqués par des bourrelets indurés. L'épiderme hypertrophié est luisant avec, par places, un état velvétique ou de nombreuses saillies papillaires analogues à des verrues conglomérées.

2. — Lupus ulcéreux.

GAUCHER en distingue deux formes principales : *tuberculo-ulcéreux*, *pustulo-ulcéreux*.

I. Lupus tuberculo-ulcéreux. — En se ramollissant, les tubercules donnent naissance aux ulcérations. L'ulcération est petite d'abord, à fond saignant, à bords parfois décollés, avec détritus jaunâtres. Elle tend à s'accroître sans cesse ; suivant le mode de progression de la lésion, le lupus devient un *lupus serpigineux* ou un *lupus térébrant* ou *vorax*. — Dans la première forme, les ulcérations s'étendent en surface. Dans la seconde, elles gagnent la profondeur ; le nez peut être rongé, la voûte palatine perforée, les lèvres détruites, les paupières attirées au dehors évasées en ectropion, le pavillon de l'oreille plus ou moins détruit s'accolle à la paroi crânienne. Toutefois on peut observer ces lésions dans le lupus serpigineux, du moment que le bacille de Koch respecte le squelette.

II. **Lupus pustulo-ulcéreux**. — On donne ce nom au lupus que compliquent des lésions impétigineuses.

Le lupus ne respecte pas les muqueuses. Quand elles sont atteintes, elles deviennent rouges, se couvrent de petites fongosités ou d'ulcérations. Les lèvres, les gencives sont souvent lésées, la langue est généralement indemne.

Marche. — C'est presque uniquement chez les jeunes enfants que l'on voit apparaître les lésions lupiques. Elles se développent au pourtour des fistules consécutives à l'ouverture de ganglions tuberculeux. Ce point de départ est même souvent un élément de diagnostic très important.

L'évolution est extrêmement lente. La guérison spontanée s'obtient quelquefois, surtout à la suite d'érysipèle. Mais le plus souvent la marche de la maladie est progressive.

Complications. — Adénites, lymphangites tuberculeuses, s'observent quelquefois.

Il est plus fréquent de voir coïncider des lésions viscérales, telles que la tuberculose pulmonaire. Il s'agit presque toujours de lésions pulmonaires à marche extrêmement lente.

Lorsqu'on observe des tuberculoses aiguës comme complications du lupus, il s'agit presque toujours de lupus grattés avec la curette ou scarifiés. L'opération sanglante, l'ouverture des vaisseaux introduit dans le torrent circulatoire un grand nombre de microorganismes qui pullulent dès lors sous forme septicémique.

Lymphangites, érysipèles ordinaires peuvent aussi compliquer le lupus, ainsi que cela arrive pour toute plaie. Chez le vieillard, il n'est pas rare de voir un lupus ulcéré se compliquer d'une greffe épithéliomateuse.

DIAGNOSTIC. — Il est en général facile.

C'est la *syphilide tuberculeuse* qui trompe le plus souvent. Nous donnons à l'article syphilis (1) les éléments essentiels de ce diagnostic tels que les professe FOURNIER.

L'*épithélioma* a pour lui sa base indurée, son bourrelet périphérique, le saignement facile, l'engorgement ligneux des ganglions.

La *lèpre de l'oreille* se distingue par un caractère essentiel du lupus localisé à l'oreille (BESNIER), car le pavillon lépreux, si hypertrophié soit-il, est toujours détaché du crâne, tandis que l'oreille tuberculeuse est soudée à celui-ci.

L'*impetigo*, *l'eczéma*, les *folliculites* de la face sont des lésions trop superficielles pour être confondues avec le lupus.

ÉTIOLOGIE ET PATHOGÉNIE. — Chez les tuberculeux, il est le résultat d'une inoculation secondaire. Chez le sujet sain, c'est une inoculation tuberculeuse locale, soit sur une excoriation de la peau, soit

(1) Voir p. 101.

sur une lésion antérieure (eczéma, impetigo, etc.).

La nature tuberculeuse du lupus est montrée non seulement par la clinique, mais encore par l'expérimentation et l'anatomie pathologique. L'inoculation intra-péritonéale chez le cobaye de produits lupiques développe la tuberculose de cet animal. — La structure histologique du tubercule lupique ne diffère pas de celle du tubercule, en général. Il a été possible d'y mettre en évidence les bacilles de Koch par les méthodes de coloration appropriées.

Traitement. — *Traitement interne.* — C'est un bon adjuvant, mais il est insuffisant s'il est employé seul.

Huile de foie de morue, sirop iodo-tannique, Gaucher recommande la formule suivante :

Biphosphate de chaux..................	15	gr.
Liqueur de Pearson....................	10	—
Sirop iodo-tannique....................	300	—

Traitement externe. — C'est le seul vraiment efficace. On a préconisé de multiples moyens. Nous ne retiendrons que ceux qui sont vraiment utiles.

Ablation chirurgicale. — Excellente, dans les lupus localisés.

Râclage. — Bon, quand il s'agit de grandes surfaces végétantes; mais il favorise l'infection tuberculeuse secondaire.

Scarification. — Méthode vulgarisée surtout par Vidal. Petites hachures très rapprochées parallèles les unes aux autres faites dans deux sens de manière à produire un quadrillé serré à la surface du placard ; on emploie un petit couteau à scarification spécial. La méthode est longue, donne de belles cicatrices, mais favorise l'infection tuberculeuse secondaire.

Cautérisation ignée. — Elle est la méthode par excellence. — Elle se pratique de préférence avec le galvanocautère, qui, contrairement au thermocautère, ne donne presque pas de rayonnement, et, partant, est moins douloureux. La pointe du galvanocautère doit viser la destruction de chaque tubercule lupique et par suite, à ce niveau, la cautérisation doit être faite assez profondément.

III. — LUPUS ÉRYTHÉMATEUX

Définition. — Érythème à développement centrifuge, couvert de squames légères, avec tendance à l'atrophie cicatricielle centrale, que la plupart des dermatologistes, Besnier en particulier, rattachent à la tuberculose.

Étiologie. — L'affection est surtout fréquente dans les familles de tuberculeux ; elle s'accompagne souvent de tuberculose pulmonaire, d'adénite tuberculeuse, etc. On voit dans certaines circonstances le lupus érythémateux se transformer en lupus tuberculeux.

Besnier a constaté que l'affection se rencontrait plus fréquemment chez les individus de la campagne qui vivent au grand air.

ANATOMIE PATHOLOGIQUE. — Les auteurs qui refusent d'admettre la nature tuberculeuse du lupus érythémateux se basent surtout sur l'anatomie pathologique et l'expérimentation. La structure du lupus érythémateux n'est pas celle des lésions tuberculeuses en général ; on n'y trouve pas de cellules géantes, pas de follicules. Enfin l'inoculation au cobaye est souvent négative. Il est plus probable que le lupus érythémateux est dû à l'action de la toxine tuberculeuse, et non à l'action du bacille lui-même.

SYMPTOMATOLOGIE. — GAUCHER et BARBE (1) distinguent deux formes principales de lupus érythémateux : 1° une *forme localisée ;* 2° une *forme généralisée.*

I. *Forme localisée.* — Il en existe deux variétés : le *lupus érythémateux simple* et le *lupus acnéique ou crétacé.*

1. *Lupus érythémateux simple.* — Il débute par de petites taches rouges s'effaçant un peu sous la pression du doigt pour reparaître aussitôt; elle est augmentée momentanément par la congestion de la face à la suite des repas, par les boissons alcooliques. La rougeur s'accompagne quelquefois de dilatations vasculaires qui donnent à l'affection une certaine ressemblance avec la couperose. Les placards sont légèrement saillants, un peu infiltrés. On y constate de petites squames fines, très

(1) GAUCHER et BARBE, *Traité de médecine*, tome III, 1897, *Maladies de la peau.*

adhérentes, à cause des prolongements qui s'enfoncent dans les orifices glandulaires. Peu à peu la partie centrale de la plaque subit l'atrophie fibreuse cicatricielle; la cicatrice est blanche, lisse et se produit spontanément sans ulcération préalable. C'est à la face qu'on l'observe le plus souvent et il s'y étend de chaque côté du nez sous forme d'un papillon dont les ailes seraient étalées sur les pommettes. Aux doigts, aux oreilles, il prend une teinte violacée et s'accompagne volontiers d'exulcérations, le tout ressemblant beaucoup aux engelures. C'est le *lupus pernio*.

2. *Lupus acnéique*. — Il doit son aspect spécial à la participation prédominante des glandes. Ce sont de petites plaques légèrement saillantes, arrondies, grisâtres, à surface grenue, entourées d'une auréole violacée. Chaque plaque est recouverte par une squame rugueuse, sèche, d'apparence crétacée, très adhérente et se prolongeant dans les orifices des glandes sébacées. Au bout d'un certain temps, la squame se détache spontanément et ne se renouvelle plus; la plaque se déprime peu à peu sur la circonférence et est remplacée par une cicatrice atrophique.

Les croûtes sont quelquefois un peu grasses, quand le sujet est séborrhéique.

La marche du lupus érythémateux localisé est variable. Le lupus simple est plus erratique, plus mobile, plus récidivant; le lupus acnéique est plus fixe, plus tenace et laisse des cicatrices plus profondes.

II. *Forme généralisée.* — Elle comprend la *forme aiguë* et la *forme chronique.*

1. *Forme aiguë.* — Elle évolue comme une maladie infectieuse. L'éruption se répand sur tout le corps sous forme de plaques plus ou moins nombreuses. Elle se complique de fièvre élevée (40°), douleurs articulaires, albuminurie, endocardite, etc. La mort est fréquente.

2. *Forme chronique.* — Elle peut succéder à la précédente ou s'établir d'emblée. Elle diffère de la forme aiguë par l'absence des symptômes généraux.

Diagnostic. — *L'acné rosacée* pourrait être confondue avec la plaque lupique télangiectasique, mais celle-ci est beaucoup mieux délimitée et légèrement squameuse.

La *trichophytie* est facile à distinguer par l'absence de cicatrices.

Les *syphilides tertiaires* produisent des lésions beaucoup plus profondes.

Le *psoriasis de la face* est parfois plus difficile à différencier du lupus érythémateux à larges squames. L'examen du reste du corps suffira, dans la majorité des cas, à faire la distinction, car il est bien rare qu'un psoriasis ne présente pas quelqu'une de ses localisations favorites : coudes, genoux, ombilic, etc.

Les *engelures* ne présentent jamais de cicatrices spontanées sans ulcération préalable ; elles n'apparaissent que dans les saisons froides, alors que le lupus érythémateux persiste en été.

Le lupus du cuir chevelu est quelquefois confondu avec la *pelade*. Mais, outre que l'évolution de celle-ci est beaucoup plus rapide, la plaque peladique est blanche et lisse sur toute sa surface, tandis que la plaque lupique est rouge et saillante sur ses bords.

Anatomie pathologique. — La lésion essentielle est une infiltration embryonnaire diffuse du derme, surtout marquée à la superficie, ainsi que le long des vaisseaux et autour des glandes.

Dilatation des vaisseaux, hémorragies diffuses ou en foyers sont les lésions les plus fréquentes.

Dans le lupus acnéique, il y a hypertrophie notable des glandes sébacées, infiltration de ces glandes par des cellules embryonnaires, atrophie des faisceaux conjonctifs et des fibres élastiques, oblitération des vaisseaux par les cellules embryonnaires; atrophie du corps muqueux, disparition du stratum granulosum et du stratum lucidum.

A noter qu'il n'y a aucune cellule géante, aucun follicule tuberculeux.

Traitement. — Analogue à celui du lupus tuberculeux. Préférer, comme traitement local, les scarifications inoffensives dans cette affection, où il est impossible de trouver des bacilles tuberculeux.

IV. — GOMMES TUBERCULEUSES DE LA PEAU

Étiologie. — A l'encontre du lupus et des

ulcérations tuberculeuses qui sont produites par une inoculation directe — les gommes tuberculeuses relèvent d'une infection générale de l'organisme. Ce peut être des manifestations isolées de la bacillose, ou des localisations concomitantes d'adénites et de lésions viscérales.

On distingue : les *gommes cutanées* (*abcès dermiques* des anciens auteurs) et les *gommes non cutanées* (*gommes scrofuleuses*).

Symptomatologie. — Dans l'épaisseur des téguments ou sous la peau, on trouve des nodosités au niveau desquelles l'épiderme prend une coloration rouge ; torpides, à peine sensibles à la pression, ces nodosités s'étendent, deviennent fluctuantes et finalement s'ouvrent au dehors, en laissant à leur place un ulcère à fond sanieux. L'ulcère peut être à ciel ouvert ou ne communiquer avec l'extérieur que par un petit pertuis formant fistule.

C'est à la face, en avant des oreilles, au cou, au-dessus du maxillaire inférieur que l'on rencontre le plus souvent les gommes tuberculeuses.

Quand la gomme a fini son évolution, la cicatrice qu'elle laisse derrière elle est violacée, très irrégulière, avec des brides nombreuses.

Anatomie pathologique. — Il s'agit de tissus tuberculeux caractéristiques : cellules géantes, follicules tuberculeux, vaisseaux oblitérés ; le tout marchant rapidement vers la nécrobiose. Il est possible d'y découvrir le bacille de Koch et de tuberculiser des cobayes par l'injection intrapéritonéale des produits du râclage.

Diagnostic. — La gomme tuberculeuse doit être distinguée de la *gomme syphilitique*. Celle-ci ne peut être différenciée à la période d'induration que par l'anamnèse et l'épreuve du traitement. Mais quand la gomme est ouverte, le diagnostic est généralement facile. Les ulcérations qui succèdent aux gommes syphilitiques sont absolument rondes, taillées à pic, à bords non décollés; les ulcérations tuberculeuses qui succèdent aux gommes sont au contraire irrégulières, à bords amincis et décollés.

L'érythème noueux, les *fibromes*, les *sarcomes* peuvent aussi quelquefois être l'origine d'erreurs de diagnostic.

Traitement. — 1° *Traitement général.* — C'est celui de la tuberculose : huile de foie de de morue, sirop iodotannique, arsenic, etc.

2° *Traitement local.* — Avant l'ouverture des gommes, il est peu important.

Dès la fluctuation, il faudra inciser, de manière à obtenir une cicatrice régulière. Les cautérisations au nitrate d'argent et au crayon de zinc, celles au galvanocautère constituent un remède héroïque.

V. — IMPÉTIGO

Définition. — La lésion caractéristique de l'impétigo est une pustule superficielle. Aucun point inflammatoire n'apparaît à la périphérie de cette pustule, à qui fait suite une teinte jaunâtre qui tombera sans laisser de cicatrice.

Étiologie. — La pustule impétigineuse est due à la pénétration dans la peau de microorganismes pyogènes dont le staphylocoque est le plus constant. Et de fait, l'impétigo est contagieux : il est inoculable sur le même sujet et d'un sujet à l'autre.

Symptomatologie. — Il s'agit d'éléments rouges d'abord un peu prurigineux; puis se développe une pustule, petite, globuleuse, arrondie, jaunâtre, distendue par un liquide purulent. On ne trouve pas d'induration à la base, ni d'inflammation. Ces éléments sont en nombre variable, mais peuvent recouvrir toute une région du corps ou être disséminés à la surface de celui-ci dans tous les points.

Au bout de 2 ou 3 jours, les pustules éclatent. Un liquide jaunâtre en découle, qui se concrète en croûtes molles, jaunâtres, « mellicériques ». Ces croûtes tombent spontanément ou sous l'influence du grattage ou du traitement. La peau sous-jacente reste pendant quelque temps rouge, exulcérée; elle suinte, puis guérit sans laisser de traces. Le grattage peut, dans certains cas, amener des excoriations assez profondes pour laisser des cicatrices.

Variétés. — *Impetigo figurata.* — Pustules confluentes agglomérées.

Impetigo larvalis. — Pustules étendues à toute la face.

Impetigo sparsa. — Pustules disséminées sur toute la surface du corps.

Diagnostic. — L'eczéma, l'herpès, l'ecthyma, le favus, les syphilides pustulo-crustacées se distinguent facilement de l'impétigo.

Traitement. — Localement, on fera tomber les croûtes par l'application de compresses bouillies, de cataplasmes de fécule froids aseptiques, de compresses boriquées. Les pulvérisations atteignent aussi facilement ce but.

La vaseline boriquée au 1/10e, la pommade au calomel ou au précipité jaune à 1 pour 20 sont à prescrire ensuite.

Dans les cas rebelles, l'eau d'Alibour, étendue de 3 ou 4 fois son volume d'eau et imbibant des compresses, donne de très bons résultats :

Sulfate de cuivre	2 gr.
Sulfate de zinc	7 —
Camphre à sat. eau	
Safran	0 — 40 cent.
Eau distillée	0 — 200 —

Enfin, l'impétigo étant une affection contagieuse, il faudra écarter les enfants de toute promiscuité capable de les atteindre.

L'huile de foie de morue est un excellent adjuvant du traitement local, car l'impétigo survient surtout chez les scrofuleux.

VI. — FOLLICULITES (OU SYCOSIS)

Définition. — On nomme ainsi l'inflammation des follicules pileux.

Il y en a deux grandes catégories : les *folliculites trichophytiques* et les *folliculites non trichophytiques*. C'est cette dernière forme, décrite par Bazin sous le nom de *sycosis arthritique*, que nous étudierons ici.

Symptomatologie. — Le sycosis siège le plus fréquemment à la face : sur les joues, le menton, la lèvre supérieure, et encore dans les autres régions velues.

On voit se développer à la racine des poils de petites pustulettes, qui bientôt s'entourent d'une aréole inflammatoire. La suppuration devient plus vive et il peut se former de petites nodosités, d'où la pression fait sourdre une gouttelette de pus. La suppuration n'est cependant pas en général si marquée : les produits pathologiques secrétés par la glande se concrètent et forment de petites croûtes, les unes jaunâtres comme celles de l'impétigo, les autres noirâtres comme celles du prurigo, les autres blanc grisâtre.

Les poils tombent presque toujours, mais l'alopécie n'est définitive que dans les cas de suppuration profonde du follicule amenant la destruction de la papille.

Il est rare que la folliculite soit isolée; elle est

presque toujours accompagnée d'eczéma, que celui-ci la précède ou la suive.

Le sycosis est sans doute une dermatose microbienne qui complique le plus souvent l'eczéma pilaire.

TRAITEMENT. — Il est en général assez inefficace et la maladie est très rebelle et sujette aux récidives.

1° Couper aux ciseaux, aussi ras que possible, tous les poils de la région ; au besoin pratiquer l'épilation, si le cas paraît tant soit peu intense;

2° Faire tomber les croûtes et calmer l'inflammation par les pulvérisations boriquées, ou les cataplasmes de fécule préparés aseptiquement; ouvrir au bistouri ou au galvanocautère les points suppurés un peu volumineux;

3° Modifier la région (quand les phénomènes inflammatoires sont tombés) avec les pommades irritantes au calomel, au turbith minéral, à l'oxyde jaune de mercure.

Les pansements au phénosalyl et à l'eau d'Alibour sont souvent d'une grande efficacité.

Phénosalyl

Acide phénique	9	
— salicylique	1	
— lactique	2	
Menthol	0.10	centigr.
Essence d'eucalyptus	0.50	—

en solution dans l'eau à 5 p. 100

Eau d'Alibour

Sulfate de cuivre................	2 gr.
Sulfate de zinc................	7 —
Camphre à saturation dans l'eau.	
Safran........................	0,40 centigr.
Eau distillée....................	200 gr.

A étendre de 3 fois son volume d'eau bouillie pansements.

VII. — ÉLÉPHANTIASIS

Définition. — On nomme ainsi un état morbide des téguments caractérisé par une hypertrophie du derme et du tissu cellulaire sous-cutané limitée à certaines régions du corps, aux membres inférieurs en particulier. Les membres supérieurs, la verge, le scrotum peuvent aussi être atteints.

Le mot d'*éléphantiasis* vient de l'état d'hypertrophie énorme des régions qu'il atteint, par analogie avec les membres difformes de l'éléphant. Mais l'éléphantiasis n'est pas une maladie propre, c'est un symptôme commun à un grand nombre d'affections.

Variétés. — On le voit en particulier dans trois circonstances principales :

1° Dans la *lèpre*, où il constitue ce qu'on a appelé l'*éléphantiasis des Grecs*;

2° Dans la *filariose*, maladie des pays chauds provoquée par la *filaria sanguinis hominis;*

3° Après les poussées successives d'*érysipèle*

dans une même région. Cette dernière catégorie se rencontre surtout dans nos pays. C'est ainsi que les malheureux atteints d'ulcères de jambe voient peu à peu leur membre s'hypertrophier et devenir éléphantiasique à la suite des nombreuses poussées d'érysipèle qui viennent compliquer la plaie mal entretenue.

VIII. — ECTHYMA

Définition. — Lésion cutanée caractérisée par une pustule arrondie reposant sur une base enflammée, avec tendance à s'étendre excentriquement par inoculation sous épidermique, tandis qu'au centre se forme une croûte brunâtre.

Étiologie. — L'ecthyma est inoculable et auto-inoculable surtout par le grattage.

On l'observe surtout chez les personnes affaiblies ou débilitées par cachexie, excès ou vieillesse. Certaines maladies infectieuses ou débilitantes graves y prédisposent (diabète, alcoolisme, syphilis, néphrites, fièvre typhoïde, etc...). La mauvaise hygiène, l'allaitement défectueux, le lymphatisme préparent le terrain à son évolution.

Mais c'est surtout la présence des acares et des poux qui déterminent son apparition.

Symptomatologie. — *Début.* — Point rouge prurigineux, quelques heures après l'inoculation ; le 2e jour papule ou petite vésicule au centre de la rougeur ; le 3e jour, la rougeur s'étend : la vésicule s'entr'ouvre; le 4e jour, pustule ecthymateuse jaune blanchâtre, grosse comme une tête d'épingle avec, autour, aréole rouge et derme épaissi.

Etat. — Cette pustule s'élargit, s'aplatit et du 9e au 11e jour il se forme au centre une croûte blanchâtre entourée d'un liseré provenant du décollement de l'épiderme par le pus. A ce moment la cicatrisation peut se faire, ne laissant qu'une tache brune qui disparaîtra.

Parfois le derme s'ulcère au-dessous de la croûte (ecthyma ulcéreux) ou l'épiderme se décole largement, la croûte s'étend, la lésion devient sérieuse, surtout chez les débilités (*E. cachecticum*) qui présentent même parfois un processus gangreneux (*E. gangrenosum*).

Les membres surtout sont atteints et on a vu des phlébites ou des lymphangites succéder à l'ecthyma; à part quelques sensations de prurit ou de cuisson, il n'y a pas de phénomènes généraux.

Chez les enfants, on décrit sous le nom d'*ecthyma infantile* une lésion caractérisée par des papules, des pustules ou des bulles pemphigoïdes sous lesquelles se développent des ulcérations ovalaires, à bords taillés à pic, allant jusqu'au tissu cellulaire sous-cutané. Leur siège est les fesses, les cuisses, le dos ou l'abdomen. Leur pronostic est grave, sinon fatal, et leur caractère infectieux est dû au streptocoque.

Diagnostic. — Il est à faire :

Avec le *chancre* et les *syphilides ulcéreuses :*

dans celles-ci, les lésions sont plus profondes, les téguments plus infiltrés, sans bordure d'inoculation.

Avec le *furoncle*, plus rouge, plus tuméfié, au centre plus acuminé.

L'*acné pustuleuse* est également plus acuminée.

Le *pemphigus* est bulleux, n'a pas le même siège, contient un liquide citrin ; commémoratifs.

L'*impétigo* se distingue difficilement de l'ecthyma : les vésico-pustules sont moins grosses et siègent à la face, l'inflammation des pourtours est moins vive, les croûtes plus jaunâtres; souvent, sans qu'on en connaisse la raison, ecthyma et impétigo sont associés.

Traitement. — 1° *Traitement local.* — Faire tomber d'abord les croûtes au moyen de cataplasmes, — puis des lavages antiseptiques sont pratiqués. — L'application d'emplâtres occlusifs empêchera la réinoculation ultérieure.

2° *Traitement général.* — Toniques.

IX. — ACTINOMYCOSE

Définition. — Maladie parasitaire causée par un champignon, l'*actinomyces*.

Etudiée surtout chez le bœuf par Davaine en 1850 (tumeur des os maxillaires), elle reçut son nom de Bollinger et de Harz; elle fut longtemps ignorée chez l'homme, mais grâce aux multiples travaux de ces dernières années, la connaissance en est de plus en plus répandue.

Description du parasite. — Il siège dans les ulcérations, au milieu de grains jaunâtres analogues à des grains de sable; il a la dimension de 0 mm. 1 à 1 mm. En vieillissant, ces grains se calcifient, mais ils sont primitivement friables. Ecrasés sur une lame dans une dissolution de potasse à 40 pour 100, les grains apparaissent comme formés de trois parties bien distinctes :

1° Une *masse centrale*, réseau filamenteux serré, d'où émergent des fibrilles à direction périphérique. Le protoplasme de ses filaments est tantôt continu, tantôt interrompu, d'où la présence d'espaces lacunaires clairs;

2° Des *éléments périphériques*, qui, isolés, sont en forme de masse à grosse extrémité périphérique. Ces masses sont disposées en couronne autour de la masse centrale ;

3° Des *granulations punctiformes*, petites, pâles, peu réfringentes ou bien ovalaires, brillantes, grandes, disséminées dans le réseau central.

Il y a plusieurs sortes d'actinomycoses et à côté des actinomycoses vraies des *pseudo-actinomycoses*, dont le *pied de Madura* est le type.

Mode de transmission. — Se transmet expérimentalement d'animal à animal, et aussi de l'homme à l'animal. Liebmann a montré que s'actinomycès devenait moins virulent après passage chez l'homme ou les animaux, mais qu'on lui rendait facilement son pouvoir pathogène en le faisant passer par une plante. L'origine végétale de l'actinomycès est à peu près certaine : le parasite se trouve en abondance à la surface des Graminées.

Anatomie pathologique. — Les lésions osseuses sont fréquentes et sont très semblables à celles de la tuberculose ou de l'ostéo-sarcome. Mais l'actinomycose existe aussi à la langue (*langue de bois* des Allemands, *mal de crapaud* des Italiens), dans le poumon et à la peau.

Au point de vue histologique, il s'agit de nodules absolument analogues à ceux de la tuberculose, ce sont des tubercules ; il n'y a que le corps étranger causal qui diffère.

Etiologie. — Observée dans tous les pays, mais surtout en Autriche, en Russie ou en Allemagne. Elle est plus rare en France, où elle existe surtout dans les départements du Nord, de la Savoie, de l'Ain et du Rhône.

Elle se voit surtout dans les régions humides et pendant les années pluvieuses. Elle frappe les deux sexes, et souvent à l'occasion d'un traumatisme.

L'infection se fait par les Graminées surtout : l'orge et les épis de blé : barbes de blé dans des foyers purulents actinomycosiques.

Au point de vue dermatologique, nous étudierons les lésions de la langue et de la peau. Mais il faut savoir qu'on décrit aussi des actinomycoses thoracique, abdominale, osseuse, cérébrale.

Symptomatologie. — *Actinomycoses de la face et de la bouche.* — Le type le plus commun est celui d'une *inflammation chronique des parties molles :* tuméfaction indolore, mal délimitée, apparaissant sans fièvre. A son niveau, la peau devient violacée, livide, puis s'ulcère, donnant issue à du liquide sanieux. Il s'établit dès lors une fistule interminable.

Actinomycose linguale primitive. — Elle peut se voir aussi sous forme d'une *tumeur indolore* du volume d'une noisette, nettement délimitée, rarement très saillante, puis recouverte par la muqueuse linguale saine. A la longue, il y a ulcération, puis expulsion de produits bourbillonneux. Il reste à la place une plaie profonde, à bords à pic, analogue en tous points à la gomme de la langue ouverte. C'est en effet l'erreur de diagnostic commise le plus fréquemment et d'une manière presque inévitable, si l'on ne songe pas à la possibilité de cette affection et s'il y a des raisons qui nous font douter de la syphilis, telles que l'absence totale d'autres accidents et les dénégations formelles du malade au sujet de l'anamnèse.

Actinomycose cutanée primitive. — Elle est plus rare. Là encore il y a toutes chances pour qu'on porte le diagnostic de tuberculose ou de syphilis, et non celui d'actinomycose.

Les lésions aboutissent à deux formes principales :

1° L'*ulcère actinomycosique*, analogue à la gomme syphilitique ouverte ;

2° Le *lupus actinomycosique*, avec éruptions cutanées nombreuses, nodulaires comme dans le lupus tuberculeux.

Diagnostic. — Il se fait surtout en y pensant. La recherche si simple du parasite dans les grains écrasés dans la potasse à 40 p. 100 confirme le diagnostic d'une manière absolue.

Traitement. — Diagnostiquée, la maladie perd de sa gravité, car elle est justiciable d'un traitement efficace. L'iodure de potassium jouit, en effet, d'un merveilleux pouvoir résolutif relativement à ces lésions, et il est vraisemblable de croire que, grâce à ce traitement (4 à 8 gr. par jour), les interventions chirurgicales deviendront complètement inutiles.

X. — LÈPRE

Définition. — La lèpre est une maladie chronique, caractérisée surtout par des néoplasies se développant aux dépens des téguments et des nerfs. Elle est due à un microbe spécial, le *bacille de Hansen*.

Actuellement la lèpre est fréquente en Asie et en Amérique. En Europe, on la rencontre encore; en Norvège, en Islande, en Russie, en Portugal, en Espagne. — En France, on trouve par ci par là quelques cas isolés.

Marche de la maladie. — Le début est très insidieux; la période d'incubation paraît fort longue. Nous disons paraît, car on ne peut savoir exactement à quelle époque commence la lèpre. Il n'y a pas ici, comme dans la syphilis, un accident primitif spécial analogue du chancre. Quand apparaissent les premières manifestations de la lèpre, le bacille a sans doute depuis longtemps pénétré dans l'organisme.

Une première période, appelée *prodromique* par la plupart des auteurs, est en réalité une période d'invasion, ainsi que le fait remarquer Jeanselme.

On note surtout comme signes : une anémie progressive, d'abord inexplicable, avec maux de tête, vertiges, dyspnée, vomissements, asthénie musculaire, douleurs vagues, principalement rachialgie. Les auteurs ont insisté sur une tendance invincible au sommeil. — Des accès fébriles précédés de frissons peuvent survenir, parfois si violents qu'ils peuvent faire penser à un début de pneumonie ou de tout autre infection.

Un coryza tenace s'accompagnant d'épistaxis à répétition est un signe dont la valeur séméiologique est analogue de celle de l'hémoptysie pour la tuberculose pulmonaire.

Les premiers troubles de la névrite lépreuse consistent surtout en névralgies, revenant par accès, siégeant dans les membres inférieurs, au pied, surtout dans le gros orteil.

Outre les névralgies, on observe encore à cette période comme troubles nerveux, de l'asphyxie locale des extrémités, des fourmillements et la sensation de doigt mort, qui pourraient faire penser au mal de Bright.

Les sueurs profuses, analogues à celles des tuberculeux, sont les troubles de la sécrétion sudorale qu'on peut alors noter.

Au bout d'un temps plus ou moins long, le malade entre dans la période d'état.

Le bacille alors attaque nettement le système nerveux périphérique et la peau. Mais les troubles nerveux peuvent être plus marqués que les manifestations cutanées ou inversement. Aussi les auteurs ont-ils distingué deux formes cliniques : la *lèpre tuberculeuse* ou *systématisée tégumentaire* et la *lèpre anesthésique tropho-neurotique* ou *systématisée nerveuse*. Mais cette division est loin d'être absolue et l'on observe à des degrés divers des formes mixtes.

Forme tuberculeuse. — Une tache isolée, une macule peut apparaître d'abord longtemps avant toute autre altération cutanée. Mais le plus souvent, c'est, au lieu d'une seule tache, un exanthème qui se développe, pour disparaître au bout d'un certain temps, puis revenir. Ce n'est qu'après plusieurs poussées successives qu'on voit apparaître enfin l'élément caractéristique de cette forme : le tubercule.

Les macules et les tubercules siègent de préférence à la face externe des membres, au visage et aux extrémités. Mais aucune partie de la peau n'en est exempte.

Au niveau des macules et des tubercules, on observe, ainsi que nous le verrons, des troubles de la sensibilité; ce fait est capital.

Des troubles vaso-moteurs, sécrétoires ou trophiques indiquant la névrite spécifique, viennent se joindre aux manifestations cutanées, la lèpre tuberculeuse étant rarement pure, ainsi que nous l'avons dit.

Forme anesthésique.—Elle est caractérisée par l'absence d'éléments néoplasiques (*lèpre aphymatode*) et surtout par une névrite hyperplasique se traduisant par le gonflement des nerfs; les principaux troubles sensitifs et moteurs que l'on rencontre sont l'anesthésie, les amyotrophies, l'ataxie vaso-motrice et sécrétoire.

Anatomie pathologique. — *Altérations tégumentaires.* — La macule et le tubercule sont les deux éléments de la lèpre tuberculeuse; mais combien de formes trompeuses ne peuvent-ils point revêtir?

Les macules présentent parfois l'aspect de squames psoriasiformes pouvant en imposer pour du psoriasis ou de la syphilis. D'autres fois, elles offrent l'apparence de petits modules pisiformes, de coloration fauve, disséminés sur un fond rôse pâle. On croirait voir des tubercules sucre d'orge du lupus ou des grains de la syphilide lichenoïde.

Comment donc faire le diagnostic? Pour cela il suffit de prendre une épingle et d'interroger avec la pointe la sensibilité de la peau au niveau de la lésion : si on trouve de l'anesthésie, le diagnostic de la lèpre peut être porté presque à coup sûr.

Les macules peuvent se présenter sous la forme de grands placards jouant un érysipèle ou une brûlure légère. Elles peuvent au contraire être discrètes au point de passer inaperçues et faire penser à une apparition d'emblée de tubercules. Ce sont encore parfois des taches miliaires disséminées, marquant l'émergence de chaque poil. En disparaissant, les macules se transforment souvent en taches pigmentaires simulant parfois une syphilis pigmentaire ou des taches de vitiligo.

C'est par une infiltration notable des téguments circonscrite ou diffuse qu'est constitué le tubercule. C'est au visage, aux oreilles, au dos des mains et des pieds, sur les membres, à leur face postéro-externe, sur les côtés du tronc, qu'on rencontre de préférence cette lésion. Elle siège dans le derme et parfois dans l'hypoderme.

Dans l'hypoderme, les lépromes se sentent au toucher, roulant sous le doigt et donnant la sensation d'un grain de plomb. Ce sont des nodosités sphériques ou ovalaires rénitentes, élastiques, de la grosseur d'un pois à une noisette. A leur niveau, la peau est à peine soulevée.

Le tubercule dermique type est une petite bosselure saillante, arrondie, ou ovalaire à surface lisse. La couleur varie suivant l'âge de la lésion : au début c'est une élevure rose clair qui passe au rose brun, voire au brun violacé.

Les tubercules se présentent sous forme de nodules ou de nappes d'infiltration. Mais ils varient beaucoup suivant la région où ils siègent. C'est ainsi qu'à la face ils rappellent souvent une poussée d'acné rosacée. Les pustulettes qui s'y joignent, quand ils se développent dans la barbe, leur donnent l'aspect des lésions du sycosis. Aux membres, ils ont parfois la forme papuleuse, gros comme une lentille, ils ressemblent à des syphilides papuleuses.

Le tubercule peut atteindre la dimension d'un haricot, d'une noix, peut être assez gros pour faire penser à un néoplasme, rappeler par sa forme une tumeur de mycosis fongoïde. Le doute ne sera enlevé qu'après avoir exploré la sensibilité des masses néoplasiques.

Si, au lieu d'un nodule, on a une nappe d'infiltration dermique, on trouve sous l'épiderme une grande plaque donnant au toucher la sensation d'un carré de carton enchâssé dans le derme. La peau, au niveau de la plaque, prend une teinte violacée ou brunâtre, elle peut être lisse ou granulée. Les bords de la lésion sont très marqués ou fondus.

Quand le tubercule est arrivé à son développement complet, il peut alors se résorber, suppurer, s'ulcérer ou se transformer en tissu fibreux, ce qui d'ailleurs est rare.

Quand le tubercule suppure, on voit apparaître à sa surface des points jaunâtres, sur la peau rougie. Un ou plusieurs pertuis laissent échapper un pus caséeux, très épais, si abondant qu'il peut s'éliminer difficilement par le pertuis trop étroit et creuse alors sous les bords décollés une cavité plus ou moins considérable.

La suppuration ne s'observe guère que dans les pays où la lèpre sévit abondamment. En France, la résorption est le mode habituel de terminaison du tubercule.

Pemphigus lépreux. — La bulle n'en est pas due au bacille d'Hansen, mais paraît être un simple trouble de nutrition. Elle est liée à la lèpre anesthésique et pourrait être rangée dans les troubles trophiques. L'éruption se réduit souvent à une bulle isolée qui apparaît brusquement. Le liquide d'abord citrin devient rapidement trouble. Elle s'entame d'une auréole érythémateuse, grossit, double de volume en une semaine. Elle se rompt, se dessèche, se desquame, laissant une tache violacée qui se transforme en une tache pigmentée. — La lèpre lazarine, affection où les éléments de pemphigus sont nombreux, se développe sur des macules, sans autres signes concomitants.

Troubles de l'innervation. — Parmi les modifications de la sensibilité, le symptôme capital est à coup sûr l'anesthésie que l'on constate au niveau des macules et des tubercules et dans certaines régions cutanées.

Des prodromes divers annoncent l'apparition de l'anesthésie névritique. — C'est l'état cyanotique des extrémités, c'est la chute des poils — les cheveux exceptés, car la lèpre ne fait pas de chauves (Jeanselme). C'est la suppression des sueurs aux endroits qui seront le siège de l'anesthésie. Enfin une période plus ou moins longue d'hyperesthésie précède le plus souvent l'apparition de l'anesthésie.

La névrite peut débuter bruyamment par des accès fébriles, avec traînées rouges suivant le trajet des troncs nerveux et engorgement des ganglions voisins; mais, le plus souvent, le début est plus silencieux et se borne à des démangeaisons, des fourmillements ou douleurs lancinantes, des sensations « d'onglée » aux mains et aux pieds. — Des douleurs névralgiques suivant le trajet du trijumeau, du cubital, du sciatique ne sont pas chose rare.

Cette phase d'hyperesthésie est plus ou moins longue et peut subsister en partie, après l'apparition de l'anesthésie. On trouve simultanément des plaques d'hyperesthésie et des plaques d'insensibilité.

Dès le début, certains troncs nerveux, en particulier le sciatique et le cubital, augmentent de calibre. Cet épaississement est tantôt régulier, tantôt fusiforme ou noueux.

A cette période aiguë fait généralement suite une période trompeuse d'accalmie, jusqu'à ce qu'enfin l'anesthésie s'établisse définitivement.

L'anesthésie dans la lèpre présente des caractères à peu près fixes qu'a bien établis Jeanselme : Nettement symétrique, ce qui la distingue de l'anesthésie de la syringomyélie qui est plutôt asymétrique, elle remonte graduellement de l'extrémité du membre où elle débute vers la racine. On n'observe pas de plaques anesthésiques en jambières, en brassard, en cuissard, etc...

L'anesthésie va de la superficie vers la profondeur, laissant d'abord le derme intact. Une piqûre ne dépassant pas le corps papillaire n'est pas perçue, poussée au-delà elle produit une sensation de douleur. Mais le derme est finalement atteint lui aussi et l'on peut traverser la peau sans que le malade sente autre chose qu'une légère sensation de contact.

Tout d'abord rubanée, l'anesthésie n'enveloppe que peu à peu le membre. Débutant, par exemple, par le petit doigt, elle montera le long de l'avant-bras, suivant sa face externe, en un ruban plus ou moins large pour gagner le coude. Mais peu à peu le ruban va s'élargir, devenir une gouttière ouverte en avant, enveloppant le membre et dont les bords continuent à marcher à la rencontre l'un de l'autre jusqu'à ce qu'ils se joignent et transforment la gouttière en un manchon anesthésique qui enferme le bras.

C'est cet important caractère qui permet de distinguer la lèpre de la syringomyélie où l'anesthésie est segmentaire d'emblée.

De plus, autre différence : dans la syringomyélie la face et le tronc sont le plus souvent atteints. On a le masque et le veston anesthésiques. Dans la lèpre, ce sont, au contraire, les membres qui sont frappés.

Les différents modes de la sensibilité ne disparaissent pas en même temps. La thermo-analgésie paraît la première et la disparition de tact peut être encore rubanée alors que la thermo-analgésie est déjà segmentaire.

La sensation de pression survit très longtemps aux autres.

Le malade localise mal ses sensations : quand on le pique, il indique un endroit éloigné de 10 à 15 centimètres du point où se trouve la pointe de l'aiguille. — De plus la sensibilité du lépreux est souvent pervertie, un corps chaud mis en contact de sa peau lui semble être un corps froid et inversement.

Comme on le voit, s'il y a une grande analogie entre l'anesthésie de la syringomyélie et celle de la lèpre, on pourra toujours reconnaître cette dernière à ce qu'elle est symétrique, rubanée au début, progressant de l'extrémité du membre vers sa racine et de la surface de la peau vers la profondeur.

Autres troubles. — Dans toutes les formes cliniques de la lèpre, mais surtout dans la forme anesthésique, on observe des troubles vaso-moteurs, sécrétoires et trophiques.

La raréfaction des sourcils, la chute des poils des aisselles et du pubis sont des signes précoces de la lèpre.

A cause de la suppression de l'excrétion sudorale, la peau devient sèche, prend une teinte terreuse, grisâtre. Un lépreux de race blanche peut être pris pour un mulâtre.

Le produit des glandes sébacées peut être excessif et les téguments sont huileux et luisants.

Des ulcères trophiques, le mal plantaire, sont des complications fréquentes.

La névrite a surtout un retentissement sur l'appareil locomoteur; les muscles, les os, les articulations sont fréquemment touchés.

Dans les amyotrophies lépreuses, l'asthénie musculaire est proportionnelle à la diminution de volume du muscle. Les muscles de la face et ceux des extrémités sont surtout atteints. — On constate en outre de véritables paralysies.

L'amyotrophie des muscles de la face donne au visage un aspect grimaçant et une légère asymétrie faciale. La paralysie faciale est fréquente; la diplégie se rencontre, mais rarement.

L'insuffisance de l'orbiculaire des paupières, qui est un signe très important, a souvent pour conséquences de l'ectropion, de l'épiphora, de la conjonctivite vraie, de la kératite.

Aux mains, les amyotrophies se traduisent par de la déviation des doigts et la disparition des reliefs musculaires. Le dos de la main se creuse en forme de bateau. Souvent les doigts en abduction s'inclinent sur le bord cubital de la main, comme dans le rhumatisme déformant.

La griffe cubitale, qui commence généralement par l'auriculaire, pour gagner sucessivement les trois autres doigts, est la déformation la plus fréquente. La griffe et l'abduction des doigts se peuvent combiner, donnant à la main une attitude « en coup de vent » toute spéciale.

Quand l'amyotrophie gagne l'avant-bras, ce qui n'a lieu que très tard, c'est toujours le plan d'extension qui est frappé.

Aux membres inférieurs l'amyotrophie commence par les muscles de la plante du pied, mais la lésion ne devient apparente que lorsque le plan antéro-externe se prend. On constate alors la chute des orteils et du « steppage ». Les pieds sont en varus équin, le malade ne peut plus relever la pointe du pied.

D'après Jeanselme, les réflexes rotuliens sont très souvent diminués, voire abolis.

Quand elle atteint le squelette, la lèpre devient « mutilante ». Une crevasse profonde ouvre une articulation et dénude un os : la chute du doigt ou de l'orteil en est la conséquence. La gangrène sèche, les maux perforants, les panaris, suivis de nécrose, attaquent les doigts et les orteils. Enfin, la résorption spontanée n'est pas rare. On voit alors l'extrémité des doigts s'effiler : les phalangettes diminuent de hauteur.

La décalcification des os donne naissance à une sorte d'ostéomalacie lépreuse. Les extrémités prennent une forme bizarre rappelant « la nageoire du phoque » (BOECK et DANIELSSEN).

A la période des exanthèmes, on note du côté du nez, de la gorge et du larynx, un exanthème des muqueuses. Un coryza chronique avec epistaxis est souvent un signe précoce de la lèpre. — Ces epistaxis qui sont à répétitions sont comparables aux hémoptysies des tuberculeux, et ce signe a la même valeur sémiologique.

A la période des tubercules, les cartilages se prennent ; le nez se busque par suite de l'affaissement de la charpente ; plus tard la cloison s'effondre : un coup de hache sépare le lobule des os propres, les narines baillent en avant. — L'ensemble rappelle le nez en étui de lorgnette de la syphilis.

Outre la turgescence de la pituitaire, on constate souvent sur cette membrane de nombreux tubercules.

Notons, enfin (détail important), que le bacille de HANSEN peut être trouvé dans le muco-pus de la rhinite et dans le sang des épistaxis.

Les yeux ne sont pas épargnés. On a observé des tubercules de la conjonctive et de la cornée, des poussées répétées d'iritis, analogues aux lésions oculaires de la syphilis et pouvant aboutir comme elles à la cécité.

Les lésions de l'appareil génital sont peu connues. Toutefois, CORNIL, NEISSER, HANSEN ont constaté la présence du bacille de la lèpre dans les voies d'excrétion.

Quand la lèpre se déclare chez un individu avant la puberté, les organes génitaux sont frappés d'arrêt de développement : les testicules restent petits, la verge grêle, le pubis sans poils. A ces signes se joignent d'autres stigmates d'infantilisme.

Si le sujet est une femme, les règles paraissent tard, sont irrégulières. Dans ce cas, le lépreux, homme ou femme, est stérile. Si la lèpre apparaît après le complet développement de l'individu, le bacille a moins d'influence. Les femmes lépreuses n'avortent pas ordinairement.

L'orchite lépreuse a une marche lente, « à froid », comme l'orchite tuberculeuse. Cependant on a signalé des poussées d'orchite aiguë comme pour l'orchite blennorrhagique. Mais l'orchite lépreuse est bilatérale presque toujours. Le parenchyme du testicule, de l'épidyme est parsemé de bosselures dues à la présence des lépromes.

Dans la lèpre, à l'encontre de la tuberculose, la prostate, les vésicules séminales, les voies urinaires sont indemnes. Jamais on ne voit apparaître de fistules.

Pronostic. — La lèpre est une maladie très capricieuse, fantasque dans ses allures ; aussi son pronostic est-il très variable. Elle procède généralement par poussées intermittentes entremêlées de périodes de répit plus ou moins longues. La lèpre peut directement causer la mort. Le malade est alors dans un état épouvantable : la face est déformée, couverte de tubercules ulcérés et de croûtes. Des narines s'échappe un muco-pus fétide, les membres sont déformés et mutilés. La respiration est sifflante, le patient suffoque. Du côté des viscères, on note de l'hypertrophie du foie, de la rate, des ganglions mésentériques. Des troubles gastriques, de la diarrhée minent le malheureux lépreux, qui meurt en pleine connaissance.

Généralement la lèpre ne tue pas, c'est une complication (tuberculose pulmonaire, laryngite suffocante), qui emporte le malade.

Diagnostic. — Le diagnostic est parfois embarrassant.

Les lésions cutanées lépreuses peuvent être prises pour des lésions d'*engelure*, de *vitiligo vrai*; de *pemphipus*, de *morphée*, de *sclérodactylie*, de *syphilis* ou de *tuberculose cutanée*; le plus souvent la recherche de l'anesthésie sera le moyen de se prononcer pour ou contre.

Le diagnostic est vraiment difficile, le plus souvent entre la *syringomyélie*, type Morvan, et la *lèpre mutilante*. Nous avons suffisamment montré plus haut les différences des troubles nerveux dans les deux cas. — Nous ajouterons avec Jeanselme: Dans la lèpre mutilante, les panaris affectent indifféremment les doigts et les orteils, la scoliose fait constamment défaut, la trépidation épileptoïde est très rare, et quand elle existe, c'est seulement à l'état d'ébauche,

Dans la syringomyélie type Morvan, les panaris restent très souvent cantonnés aux extrémités supérieures, parfois à une seule main. La trépidation épileptoïde est commune et la scoliose très fréquente.

TRAITEMENT. — Il se borne le plus souvent à être palliatif. L'antisepsie locale et l'hygiène générale contribueront à relever les forces du malade.

L'ablation des lépromes n'a pas donné de résultats suffisants pour être recommandée.

Les médicaments divers qui ont été tentés, aussi bien l'ichthyol (UNNA) que l'huile de chaulmoogra et son extrait l'acide gynocardique (VIDAL, L. ROUX), ne sont pas des moyens sûrs.

La prophylaxie de la lèpre consiste évidemment dans l'isolement des lépreux, réalisé par la création des léproseries.

XI. — VARICELLE

ÉTIOLOGIE. — *Contagion.* — STEINER a inoculé 8 fois la varicelle : le lieu de l'inoculation resta indemne, mais une éruption caractéristique se développa sur toute la face cutanée.

D'HEILLY et THOINOT, sur 10 inoculations, ont obtenu 3 succès.

Nature de l'agent. — Microbes divers.

Mode de transmission par l'air. — Agent peu résistant, car les épidémies sont toujours très *limitées*.

Terrain. — De 6 mois à 10 ans, mais surtout vers 3 ans. Pas d'exemple de varicelle fœtale, ce qui s'explique facilement par l'extrême rareté de la maladie chez les mères. Elle s'observe souvent après la coqueluche et la rougeole.

Confère généralement l'immunité.

Symptomatologie. — *Incubation.* — 12 à 15 jours; en moyenne 14 jours.

Début. — Prodromes, fièvre modérée, léger frisson 38° à 39°, ou assez rarement fièvre intense rappelant la fièvre prodromique de la variole brusque : par l'éruption.

Période d'état. — Exanthème.

a) Période érythémateuse. — Petites taches arrondies, de quelques millimètres de diamètre, d'un rouge foncé, à peine saillantes, disparaissant à la pression du doigt, siégeant au tronc, membres, face, cuir chevelu.

Le début se fait par la face ou le tronc; cette période, de courte durée, passe souvent inaperçue.

b) Période vésiculeuse. — Au bout de quelques heures, des vésicules coiffent les taches. Petites ampoules un peu oblongues, ayant le plus souvent 4 à 5 mm. de longueur, sur 2 à 3 mm. de largeur, plus grosses au tronc qu'au visage, liquide clair, citrin. Quelquefois, à la base, liseré rose; d'autres fois pas de liseré : véritable perle de verre faisant saillie à la peau. Au 2e jour, liquide trouble purulent. Puis l'ampoule se vide sans cependant présenter une ombilication véritable : celle-ci peut être parfois simulée par la formation d'une petite croûte noirâtre à son sommet, mais en passant le doigt à la surface on constate qu'il n'y a pas de dépression.

Le lendemain, les vésicules desséchées sont remplacées par des croûtes brunâtres entourées d'une auréole rouge.

Anatomie pathologique. — *Variétés des vésicules.* — 1° Papules surmontant la plaque érythémateuse mais n'aboutissant jamais à la vésicule;

2° Vésicule toujours citrine; pas de croûtes.

Nombre. — 50 à 200. En général discrètes, rarement on observe la confluence de deux vésicules.

Plus abondantes aux points où la peau est soumise à des frottements ou à une distension exagérée : côté du décubitus; peau d'un abcès par congestion.

Siège. — Peau et muqueuse.

Bouche et *gorge* : palais, gencives, lèvres où elles provoquent une inflammation analogue à la stomatite ulcéreuse, avec salivation abondante et empêchant la mastication, *vulve*, prépuce, conjonctive, cornée (Taie indélébile. Besnier).

Période croûteuse.— Les croûtes tombent vers le 8e jour. Prurit, grattage, cicatrices.

Marche. — Poussées successives, d'où les 3 stades de l'élément cutané sur le même sujet et en même temps. Durée : 5 à 6 jours ; quelquefois poussées pendant 18 à 30 jours.

Chute de la fièvre au 2e jour.

Persistance au moment des poussées.

COMPLICATIONS. — A peu près nulles.

Rash scarlatiniforme au début ; il dure quelques heures, puis est remplacé par l'éruption.

Néphrite (HENOCH), à la convalescence; quelquefois mortelle.

Gangrène, autour des vésicules, chez les enfants mal nourris, affaiblis par une affection antérieure ou tuberculeuse.

DIAGNOSTIC. — *Varioloïde :* Varicelle; absence ou brièveté des prodromes, début de l'éruption par le tronc et les membres et non par la face. Absence d'ombilication des vésicules; leur courte durée. — Diagnostic, quelquefois très difficile.

Varicelle persistante. — La varicelle se perpétue indéfiniment par l'apparition constante de nouvelles vésicules qui prennent parfois le caractère de l'ecthyma, du lichen, du pemphigus.

PRONOSTIC. — Bénin.

Rarement : néphrites et gangrène.

TRAITEMENT. — Protéger contre le froid. Prévenir les cicatrices en calmant le prurit.

NATURE. — *Est-ce la variole?*

HEBRA la considère comme une forme atténuée; de là, le nom de *petite vérole volante.* Mais il n'en est rien; car :

1° La varicelle ne préserve pas de la variole : cas nombreux. VALENTIN inocula avec succès la variole à un convalescent de varicelle;

2° La variole ne préserve pas de la varicelle;

3° La varicelle n'empêche pas la réussite de la vaccination ;

4° La vaccine ne préserve pas de la varicelle;

5° La varicelle est très difficilement inoculable, alors que l'inoculation de la variole a été longtemps une pratique courante;

6° Épidémies de varicelle beaucoup plus fréquentes que celles de variole;

7° Pas de fait probant dans lequel la variole se serait transmise par contagion sous forme de varicelle et vice-versa.

XII. — SUETTE MILIAIRE

Étiologie et pathogénie. — *Affinité avec la malaria :* 1° Conditions telluriques analogues, présidant à son développement ;

2° Coïncidences pathologiques qui montrent la suette sévissant ou alternant avec les fièvres;

3° Allures de la fièvre, qui a souvent le caractère rémittent et pernicieux ;

4° Une reproductibilité du poison dans l'organisme ; d'où résulte que la suette n'est pas plus transmissible que l'infection paludéenne. Il n'y a pas transmissibilité d'homme à homme.

La maladie est épidémique ; rarement sporadique. Pas de transmission par inoculation du liquide des vésicules.

Pas d'immunité par une première atteinte.

Irrégularité d'apparition dans le temps et le

lieu : la maladie a sévi en effet en France, en Allemagne, en Italie.

Ce sont des causes accidentelles qui président à l'apparition de l'épidémie : travaux d'irrigation, retrait des eaux après une inondation, saleté ou curage des canaux, régions humides.

Anatomie pathologique. — Pas de lésions caractéristiques. — Congestions viscérales : foie, rate, comme dans toutes les fièvres.

En raison de la diaphorèse qui a pour effet la concentration anormale du sang, en raison des symptômes cardiaques observés dans les cas graves, Jaccoud pense qu'il faut rechercher les thromboses et leurs suites, ainsi que les myocardites.

Symptomatologie. — *Prodromes.* — Absents ou diaphorèse abondante ; le malade couché bien portant se réveille baigné de sueurs au milieu de la nuit.

Malaise. — Céphalalgie. — Inappétence.

Douleurs plus ou moins vives dans les membres, frissons, bientôt suivis d'une chaleur intense qui aboutit à la *sueur*.

Période d'état. — *Céphalgie*, surtout sus-orbitaire, *fourmillement* caractéristique aux extrémités des doigts, joint aux douleurs des membres, *constriction épigastrique* pénible.

Deux formes :

a) Miliaire rouge. — Petites taches rouges 2 à 5 mm. de diamètre, qui s'effacent par la pression et qui sont irrégulièrement distribuées ; après quelques heures, le centre de la tache présente une vésicule remplie de sérosité incolore ou jaunâtre.

b) *Miliaire blanche.* — Vésicules diaphanes sans rougeur des téguments, représentant simplement une poussée de sudamina.

Cette éruption n'a rien de pathognomonique, elle apparaît à cause des sueurs comme dans le rhumatisme, la typhoïde et toutes les maladies à sueurs abondantes. Elle débute presque toujours sur la face antérieure du tronc, puis au dos, puis aux membres, du côté de la flexion; rare à la figure.

Abondance très variable : quand la confluence est totale, on peut à peine saisir un interstice entre les vésicules, et la peau donne au doigt une sensation inégale, chagrinée, des plus caractéristiques.

A lieu par poussées à 12 ou 24 h. de distance.

Palpitations véritablement ataxiques, qui amènent parfois des lipothymies et des syncopes.

Sueurs précédées ou non de frissons et de chaleur sèche, vapeur chaude enveloppant tout le corps, puis ruisselant avec abondance extrême : elles pénètrent linge, literie; un véritable nuage de vapeurs se dégage lorsqu'on soulève les couvertures, pas d'odeur spéciale, à moins que les soins de propreté ne soient négligés.

Ces sueurs, loin de soulager le malade, aggravent sa situation par spoliation de l'organisme et épaississement anormal du sang; angoisse épigastrique et thoracique, accès de *dyspnée*, *délire*, convulsions, auxquelles succèdent l'engourdissement et même la paralysie momentanée de certains groupes musculaires, *soif, rareté et densité des urines*, constipation absolue.

Fièvre. S'établit avec la diaphorèse. P = 100 environ; rémissions périodiques.

Aggravation de l'état général et augmentation des sueurs au moment du redoublement.

Éruption. Apparition du 3e au 7e jour, 99 fois; pas avant le dixième.

TERMINAISON. — Après l'apparition de l'éruption, contenu des vésicules opaques, saillie épidermique se vide et s'affaisse, rougeur des téguments disparaît.

Au 7e jour de l'éruption, *desquamation* par petites écailles furfuracées, comme dans la rougeole, ou par grandes plaques, comme dans la scarlatine.

MARCHE. — Durée : cas légers 7 à 8 jours.
— cas graves 15 à 16 jours.

Convalescence longue et pénible: palpitations, vertiges, catarrhe gastro-intestinal.

Rechutes fréquentes par écart de régime. La mort varie de fréquence avec les épidémies: 2e au 4e jour (suette foudroyante par parésie cardiaque ou accidents cérébraux, délire, convulsions, coma). — Dans la suette compliquée la mort est plus tardive et vient par complications viscérales (pneumonie).

TRAITEMENT. — 1° *Traitement local.* — Nettoyage de la peau, bains.

2° *Traitement général.* — Sulfate de quinine

IIe CLASSE

DERMATOSES DE CAUSE INTERNE

1er GROUPE

DERMATOSES DIATHÉSIQUES

I. — ÉRYTHÈMES

DÉFINITION. — On nomme ainsi des dermatoses caractérisées par des taches rouges, variables d'intensité et d'étendue et disparaissant à la pression, ce qui les distingue du purpura.

Les érythèmes sont multiples dans leurs causes comme dans leurs formes, et chaque jour on découvre de nouveaux types nosologiques dans le cadre des érythèmes.

ÉTIOLOGIE. — *Causes occasionnelles.* — On peut avec BROCQ les diviser en 3 groupes :

1° *E. de cause externe.* — On les observe dans les éruptions artificielles. Ce groupe augmente de jour en jour à cause de la richesse de la pharmacopée. On doit aussi mieux les reconnaître, à cause des enquêtes minutieuses faites avant de mettre l'affection sur le compte de l'infection.

2° *E. provoqués indirects ou pathogénétiques.* — Ils sont du même ordre que les précédents, mais, tandis que les érythèmes ci-dessus étaient provoqués directement par l'application du topique sur la peau, les érythèmes pathogénétiques résultent de l'ingestion des médicaments (antipyrine, mercure, etc.)

3° *Érythèmes de cause interne.* — Avant de dire qu'il s'agit bien d'un érythème de cause interne, il faut éliminer tous les érythèmes médicamenteux et ce ne sera pas toujours chose facile, étant donné la fréquente mauvaise volonté du malade et l'intérêt qu'il peut avoir à cacher les traitements suivis antérieurement.

Ces érythèmes eux-mêmes peuvent être divisés en plusieurs catégories, suivant leur cause :

a) Système nerveux : *érythèmes réflexes*, à point de départ dans le tube digestif, dans le canal de l'urètre;

b) Infection : *érythèmes trophiques*, groupe immense où se rangent les éruptions morbilliformes, scarlatineuses, bulleuses, diphtériques, vaccine, syphilis, etc.

Symptomatologie. — On peut distinguer plusieurs types cliniques d'érythèmes. Brocq en distingue 5 formes principales :

1° *Érythème polymorphe.* — Il peut être *érythémato-papuleux*, ou *vésiculo-bulleux*, ou simplement *vésiculeux* à forme d'herpès iris.

Ces érythèmes débutent souvent par un léger mal de gorge, avec courbature et un peu de fièvre. Puis l'éruption apparaît. Les sièges de prédilection sont le dos des mains et la nuque.

L'érythème à forme d'herpès iris est un peu spécial d'aspect. On l'a encore nommé *hydroa vrai*, *hydroa vésiculeux* de BAZIN. Il est formé d'éléments qui ont la physionomie suivante : au centre, une croûtelle, puis, en s'éloignant vers la périphérie, un cercle d'un rouge cinabre ou bleuâtre, une couronne de vésicules, un cercle érythémateux, de là encore le nom d'*herpès en cocarde*.

2° *Érythème noueux* ou *urticaire tubéreux*. — La plupart des dermatologistes le considèrent comme une forme plus grave d'érythème polymorphe et qui relève comme celle-ci de l'infection.

Il s'agit de véritables nodosités, développées dans le tissu cellulaire sous-cutané, rougeâtres et passant successivement par toutes les phrases de l'ecchymose.

On les observe le plus souvent aux jambes.

Elles s'accompagnent de fièvre et de douleur dans les articulations.

3° *Érythème induré des jeunes filles*. — Plaques noueuses dures, analogues aux précédentes, mais à évolution chronique et dont la coloration reste à peu près toujours la même.

Elles durent fort longtemps et récidivent volontiers.

Elles sont l'apanage des jeunes filles lymphatiques et seraient, d'après certains auteurs, de véritables formes tuberculeuses.

4° *Érythèmes rubéoliformes* et *roséoles*. — Le mot de *roséole* signifie érythème léger disposé par petites taches. Le type en est donné par la *roséole syphilitique :* taches roses, arrondies, de la dimension moyenne d'une pièce de o fr. 5o, disparaissant à la pression.

On distingue les roséoles en :

a) *R. primitives.* — Comprenant la *rubéole*, la *rougeole*, la *roséole essentielle estivale.*

b) *R. infectieuses secondaires.* — Symptômes secondaires ou complications dans le cours ou à la suite de maladies infectieuses : rash rubéoliforme de la variole, r. vaccinale, r. cholérique, taches rosées de la fièvre typhoïde, r. du typhus, r. de la méningite cérébro-spinale, de la syphilis, etc.

c) *R. dites artificielles.* — Produites par les ingesta, les médicaments en particulier : roséoles balsamiques, iodiques, quiniques, etc.

d) *R. par action vaso-motrice.* — Telle la roséole pudique du devant de la poitrine, des épaules, du dos, qu'on observe chez les malades qu'on fait se déshabiller.

5° *Erythèmes scarlatinoïdes.* — Ainsi que le dit Besnier, ces érythèmes ressemblent vraiment à la scarlatine, par la rapidité de l'invasion, par la réaction fébrile, l'hyperthermie, les accidents généraux. Ils n'en diffèrent que par la précocité de la desquamation et par l'étiologie, car ils sont toujours consécutifs à une affection infectieuse, le plus souvent pyrétique. On les observe à la suite de la septicémie, de la puerpéralité, de la diphtérie; on les voit aussi après l'ingestion de certains médicaments.

6° *Erythèmes scarlatiniformes desquamatifs.* — Dermatoses subaiguës, quelquefois prolongées, se rapprochant de la scarlatine par l'aspect de l'éruption, mais en différant totalement par la récidive qui est la règle. Ils sont, comme les précédents, ou primitifs, ou infectieux secondaires, ou d'origine artificielle.

7° *Erythèmes chez les enfants.* — Ils sont chez les enfants d'une fréquence extrême, car la peau de l'enfant est très délicate et s'irrite bien plus facilement que celle de l'adulte.

On distingue, chez eux:

L'*érythème simple* ou *vésiculeux des fesses*, relevant surtout de la souillure des téguments par les matières fécales et l'urine.

L'*érythème lenticulaire*, transformation du précédent, caractérisé par des pseudo-papules arrondies, lisses ou à bords un peu surélevés, à centre un peu déprimé et suintant; la peau est souvent érythémateuse entre les papules. On les prend presque invariablement pour des syphilides.

Traitement. — L'ignorance où nous sommes de la cause réelle des érythèmes nous met dans l'impossibilité d'avoir un traitement raisonné.

Les symptômes généraux, fièvre, troubles gastriques seront traités comme d'ordinaire; les douleurs articulaires, le gonflement des jointures par le repos, les applications de glace ou les compresses froides.

Les toniques nervins pourront trouver aussi leur application, tels que quinine, fer, ergotine, hydrothérapie, électricité...

Mais, comme le remarque KAPOSI, nous ne sommes pas à même de neutraliser l'influence nerveuse qui altère dans leurs fonctions les vaisseaux capillaires d'un point de la peau. Nous n'avons aucune prise sur l'érythème lui-même.

En présence d'un érythème, c'est uniquement sa cause, qu'il faudra envisager pour instituer un traitement efficace : — soit en supprimant cette cause, si elle est externe ; soit en donnant un traitement interne approprié, si elle est interne.

II. — DYSIDROSE

DÉFINITION. — Vésicules primitivement transparentes localisées aux extrémités. On rattachait leur production à un trouble de sécrétion de la sueur.

ANATOMIE PATHOLOGIQUE. — Elle est analogue à celle de l'eczéma vésiculeux. Mais il s'agit d'une maladie à type clinique bien distinct.

ETIOLOGIE. — Cette affection se voit surtout en été et au printemps, chez des personnes qui transpirent abondamment.

SYMPTÔMES. — Au début, prurit, cuissons, puis petites vésicules profondément situées sous l'épiderme, du volume d'une tête d'épingle, augmentant presque jusqu'au volume d'une lentille et même davantage.

Siège : le long des doigts, à la face palmaire des mains ou bien siège analogue aux pieds.

La durée d'une poussée est de 10 à 15 jours. Mais dans les cas graves, elle peut persister plusieurs semaines. Récidives presque constantes.

DIAGNOSTIC. — *Eczéma*, vésicules plus petites. Localisation moins restreinte; durée plus longue.

TRAITEMENT. — Pommade inerte.

III. — ACNÉ

DÉFINITION. — Affection de la peau caractérisée par une lésion anatomique ou fonctionnelle des glandes sébacées et sébacées pilaires.

DIVISION. — On peut, avec BROCQ, diviser les acnés de la façon suivante :

I. *Lésions proprement dites de la glande et des tissus voisins.*

1° *Acné inflammatoire.*

2° *Acné artificielle* ou *médicamenteuse*. — Elle a été étudiée avec les éruptions artificielles (p. 18).

3° *Acné rosacée ou couperose*. — Elle présente deux éléments : des télangiectasies faciales et de l'acné inflammatoire.

4° *Acné hypertrophique* ou *Rhinophyma*. — Exagération de la forme précédente.

5° *Acné atrophique ou ulcéreuse.* — Synonymie : *acné pilaire, acné nécrotique.*

6° *Acné décalvante* de Lailler ou *acné pilaire cicatricielle dépilante* de Besnier. — Elle est caractérisée par sa localisation le long de la bordure du cuir chevelu sur la partie supérieure du front et par ses éléments, à savoir : de petites croûtelles noirâtres comme celles du prurigo et des cicatrices blanches, arrondies, qui succèdent à ces croûtelles. On comprend par cette symptomatologie les différents noms qui lui ont été donnés. Cette acné cède très bien aux lavages au savon noir, aux lotions de sublimé et à la pommade soufrée à 1/30 ;

7° *Acné kéloïdienne.*

8° *Folliculites et sycosis.* — Ces affections, d'après Brocq, doivent former, avec les acnés inflammatoires, le groupe des folliculites et périfolliculites, qui comprendra aussi la kératose pilaire et le lichen scrofulosorum.

9° *Acné syphilitique* ou *syphilis acnéique.*

II. *Troubles de sécrétion et d'excrétion de la glande.*

a) Affections dans lesquelles le produit des glandes n'est pas éliminé et se collecte à l'intérieur :

1° *Acné ponctuée* ou *comédons;*

2° *Acné miliaire* ou *milium;*

3° *Kyste sébacé;*

4° *Acné keratosa* ou *acné cornée.*

b) Affections dans lesquelles le produit des

glandes se répand sur la peau, soit sous forme de squames, soit sous forme de croûtes graisseuses, soit sous forme d'enduit huileux. C'est l'*acné sébacée concrète* ou *séborrhée*.

L'*acné atrophique* de Chausit, qui est une variété de lupus érythémateux, l'*acné sébacée partielle*, l'*acné varioliforme* de Bazin méritent une description séparée.

1. — Acné inflammatoire.

Symptomatologie. — « Boutons » du volume d'une tête d'épingle à un gros pois, rouges, coniques, plus ou moins douloureux, qui finissent presque toujours par suppurer. La papulo-pustule ne tarde pas à se rompre et le pus s'épanche.

La saillie s'affaisse, une croûtelle se forme, et, au bout de peu de temps, apparaît une cicatrice.

Lorsque la purulence est habituelle à toutes les papules, l'acné est dite *pustuleuse*.

Si les papules sont confluentes et arrivent à former des saillies à base dure et violacée, l'acné est dite, *acné indurée* ou *tuberculeuse*.

Dans certains cas, il y a purulence extrême et formation de petits abcès dermiques ou sous-dermiques, c'est l'*acné phlegmoneuse*.

L'acné siège au visage ou au niveau du dos.

Elle y coïncide presque toujours avec d'autres affections des glandes sébacées, comédons simples ou doubles, kystes sébacés, séborrhée, etc.

Anatomie pathologique. — Elle est simple :

c'est une périfolliculite, puis une périfolliculite suppurée, les glandes sébacées étant peu ou pas intéressées. Quelquefois pourtant la glande sébacée est le point de départ de l'inflammation.

Étiologie. — Elle n'est pas toujours facile à découvrir.

Il y a des médicaments qui produisent l'acné : iodure de potassium, huile de cade, chrysarobine, bromure de potassium, acide pyrogallique, goudron ; mais il s'agit d'acnés passagères, qui disparaissent en même temps que la cause.

Il n'en est pas de même des *acnés* dites *spontanées* ou de cause interne. On a incriminé la scrofule et l'arthritisme. Mais il n'y a là rien de précis. « Ce qui est vrai, c'est qu'il est certaines peaux que j'appellerai de qualité inférieure, épaisses, graisseuses, à orifices sébacés élargis, qui sont prédisposées aux éruptions acnéiques » (Brocq)

L'acné se rencontre surtout aux environs de vingt ans, au moment du développement et du maximum d'activité des organes génitaux. On a incriminé la continence, l'onanisme, les excès vénériens, les affections de l'urètre, de la prostate ou de l'utérus.

Les poussées inflammatoires coïncident souvent avec la période menstruelle.

Enfin, une cause certaine d'acné est la dyspepsie, surtout accompagnée de dilatation d'estomac. Et chez ces dyspeptiques, le moindre écart de régime, l'ingestion de certains aliments, le fromage, par exemple, produisent une abondante poussée.

TRAITEMENT. — *Traitement général.* — Il faut, avant tout, chercher s'il existe des troubles gastriques, intestinaux, génito-urinaires. La dyspepsie doit en particulier être traitée avec grand soin.

Il faudra veiller à ce que le sujet aille régulièrement à la selle. Pour cela, recommander un régime déconstipant : pruneaux, pommes cuites, etc.

Si ce régime anodin est insuffisant, les laxatifs devront être employés : pilules de podophylle (1), d'evonynime (2), d'aloès (3), poudre de rhubarbe (4), poudres laxatives (5), etc. Ils ne doivent pas être continués longtemps ou, du moins, il faut les prescrire alternativement pendant des périodes de deux à trois semaines.

S'il existe une affection des organes génitaux, elle devra être poursuivie par des moyens appropriés.

(1) Podophyllin } āā 0,02 centigr.
Poudre de gingembre }
Miel Q. S. pour 1 pilule.
1 pilule par jour.

(2) Evonymin 0,05 centigr. pour 1 pilule, 1 pilule par jour.

(3) Pilules d'Anderson ou pilules écossaises :

Aloès	1 gr.
Gomme gutte pulv	1 —
Essence d'anis	0 10 centigr.

Miel blanc Q. S. pour 10 pilules.
2 pilules le soir.

(4) Poudre de rhubarbe, 0,50 centigr. pour 1 cachet, le soir.

(5) Crème de tartre pulv. }
Soufre précipité. } en parties égales.
Magnésie calcinée. }
Une cuillerée à café ou deux, le soir.

Poudre de cascara sagrada, 0,25 centigr. pour 1 pilule, le soir, en se couchant.

Il en sera de même des rhinites chroniques, qui sont souvent une cause de congestion et d'acné du visage.

Traitement local. — C'est le plus important. Les lavages à l'eau tiède et au savon noir, la lotion soufrée ou à l'ichtyol en sont les éléments les plus efficaces. On peut donc prescrire l'ordonnance suivante :

1° Le soir, avant de se coucher, après lavage du visage à l'eau tiède et au savon, y étaler l'une des deux lotions suivantes :

Soufre précipité	25 gr.
Alcool camphré	60 —
Eau de roses	200 —
Eau distillée	215 —

Ichtyol	5 à 50 gr.
Alcool à 90°	āā 50 —
Ether	

Le lendemain matin, enlever l'enduit à l'eau tiède et au savon noir.

Dans les acnés rebelles et très pustuleuses, il sera souvent bon de cautériser au galvanocautère toutes les papulo-pustules menaçantes.

2. — Acné rosacée et acné hypertrophique.

Synonymie. — *Acnée rosée, A. érythémateuse Couperose.*

Définition. — Deux caractères :

1° Congestion chronique du visage, d'où résultent des dilatations vasculaires ;

2° Altération des glandes cutanées, d'où production de séborrhée, d'acné inflammatoire et de toutes les conséquences de ces lésions chroniques.

Symptomatologie. — On en distingue trois formes qui peuvent d'ailleurs succéder l'une à l'autre, étant, pour ainsi dire, les stades de la maladie.

1° *Forme érythémateuse.* — Taches congestives à la fin des repas, puis, plus tard, sous l'influence de ces poussées inflammatoires qui se répètent sans cesse, on voit se produire sur les pommettes ou le nez, des dilatations vasculaires qui augmentent graduellement de volume et de nombre et finissent par former un réseau de télangiectasies, de varicosités permanentes.

Il coexiste presque toujours un peu de séborrhée, de tuméfaction du nez, de dilatation des orifices des glandes sébacées.

On observe cette forme surtout, chez les femmes, au moment de la ménopause et chez les hommes alcooliques buveurs de vin.

2° *Acné érythémateuse* ou *acné rosacée vraie.* — Elle succède ordinairement à la précédente, mais peut s'établir d'emblée. Sur les télangiectasies ou au milieu d'elles, apparaissent des papules, des papulo-pustules qui augmentent encore l'inflammation du visage. Il peut arriver que, sous l'influence des poussées congestives et inflammatoires, ce derme s'hypertrophie.

3° *Acné hypertrophique* ou *rhinophyma.* — C'est le stade ultime de l'acné rosacée vraie. Les orifices des conduits excréteurs des glandes sont fort dilatés; les glandes elles-mêmes s'hypertrophient jusqu'à dix fois leur volume. Autour d'elles, les tissus sont pachydermisés. Le nez, siège ordinaire de l'affection, peut atteindre un volume considérable, celui du poing, descendre jusqu'aux lèvres, tomber même jusqu'au menton; tantôt il est régulièrement hypertrophié; tantôt il est inégalement développé et présente des formes bizarres.

Suivant que les lésions prédominent au niveau des glandes ou constituent surtout un œdème chronique, VIDAL et LELOIR ont distingué deux variétés anatomo-pathologiques : la variété *glandulaire* et la variété *éléphantiasique*.

DIAGNOSTIC. — Le *lupus érythémateux* dans ses formes légères est souvent difficile à distinguer de l'acné congestive. Mais le placard de lupus présente d'ordinaire à sa surface quelques croûtes des squames adhérentes; ses bords sont plus nets, plus arrêtés; il est plus sensible à la pression et fait toujours une saillie, fût-elle légère, à la surface des téguments. Enfin la découverte d'une cicatrice tranche la difficulté en faveur du lupus.

La *Kératose pilaire* siège au devant des oreilles, dans la région sous-malaire et présente un fin granité.

L'*eczéma* est souvent d'un diagnostic impossible.

Le *psoriasis* est aussi fréquemment une cause d'erreur. Mais ses plaques deviennent plus facilement squameuses par le grattage. Il y a d'ailleurs presque toujours des éléments typiques sur le reste du corps.

Les *engelures* du nez et des joues se distinguent par leur variabilité et les symptômes douloureux.

Étiologie. — Les *formes télangiectasiques* s'observent surtout chez la femme ; l'*acné hypertrophique* ne se rencontre guère que chez l'homme.

C'est surtout vers l'âge de 35 à 45 ans que s'en effectue le développement; l'hérédité directe ou arthritique est un prédisposant certain.

Les causes occasionnelles sont nombreuses : toutes les irritations du visage : le vent, le bord de la mer, le froid vif, l'eau froide, le feu, les appartements surchauffés, etc. Aussi les cochers, marchands ambulants, boulangers, verriers, forgerons, chauffeurs, etc., payent-ils un large tribut à l'acné.

Enfin l'*alcoolisme* est un facteur tellement évident que la notion en est vulgaire et Rabelais disait déjà « cet ivrogne à la trogne vermeille ».

D'après Kaposi, le nez des buveurs de vin est d'un rouge vif, celui des buveurs de bière cyanotique ou violet, celui des buveurs d'alcool, mou, volumineux et d'un bleu sombre.

Traitement. — Les mêmes préceptes généraux s'appliquent à cette forme d'acné ainsi qu'aux formes précédentes :

Hygiène digestive, hygiène de la peau.

Les cas légers peuvent se traiter aussi par le soufre ;

Mais, dans les cas rebelles, c'est le savon noir qui, seul ou associé au soufre, au naphtol ou à l'acide salicylique, donne les meilleurs résultats.

Les lavages peuvent suffire, mais quand la peau le tolère bien, il faut recourir aux emplâtres de savon noir.

Ainsi que le conseille Brocq : « Pour faire l'emplâtre, on prend un morceau de flanelle taillé sur le patron des parties malades ; on mélange le savon d'un peu d'alcool pur pour le rendre plus maniable et on l'étale sur le morceau de flanelle en couches de l'épaisseur d'une lame de couteau. Puis on applique l'emplâtre ainsi fait et on le laisse en place le plus longtemps possible, toute la nuit si on peut le supporter. Le lendemain matin, on l'enlève, on lave à l'eau très chaude.

Si la peau n'est pas trop irritée et trop douloureuse, et si les occupations du malade le permettent, on met un nouvel emplâtre pendant la journée ; on le renouvelle le soir et ainsi de suite jusqu'à ce que la tuméfaction et l'inflammation des téguments empêchent de continuer : ce qui se produit d'ordinaire assez tôt, souvent dès le 1er ou le 2e emplâtre.

S'il est impossible de faire les applications pendant le jour, on peut ne rien mettre sur les régions traitées ; il vaut mieux toutefois les recouvrir d'une pommade à l'oxyde de zinc au dixième ou au cinquième, dans laquelle on incorpore ou non un vingtième de borate de soude et quelques gouttes de teinture de benjoin pour aromatiser.

Dans les formes chroniques vieilles, dans les formes hypertrophiques, il est souvent excellent de pratiquer des scarifications, quadrillées comme des hachures de dessin, très proches les unes des autres.

3. — Acné atrophique ou ulcéreuse.

Synonymie. — *Acné varioliforme* des Allemands, *impetigo rodens* de Devergie, *acné frontalis* seu *necrotica*, *acné pilaris*, etc.

Définition. — C'est une acné à évolution lente, s'accompagnant de nécrose des tissus et laissant après elle une cicatrice déprimée analogue à celle de la variole.

Symptomatologie. — Ce sont des papules ou des nodules un peu rouges ou violacés, dont le volume varie de celui d'un pois à celui d'un grain de millet, assez peu saillants, indolents, qui se recouvrent à leur centre d'une croûtelle jaunâtre, fort adhérente, occupant une sorte de dépression : cette croûtelle grandit peu à peu, prend une teinte brûnâtre et tombe au bout d'un temps variable en laissant au-dessous d'elle une cicatrice de 3 à 5 millimètres de diamètre, rouge au début, mais qui blanchit peu à peu. Avec Brocq, on peut dire que l'acné atrophique est une périfolliculite pilo-sébacée à tendances destructives et nécrosiques.

Le siège de l'affection est bien spécial. Il occupe la bordure antérieure de cuir chevelu et la partie supérieure du front. Il est rare de voir l'acné pilaire envahir le reste du cuir chevelu ou se propager au visage.

C'est une affection extrêmement récidivante.

Traitement. — Lavage au savon noir. — Lotions au sublimé. — Liqueur de van Swieten.

4. — Acné kéloïdienne.

Synonymie. — *Sycosis kéloïdien* (Besnier).

Définition. — C'est une inflammation folliculaire, analogue à l'acné, mais qui donne lieu dès le début à une infiltration profonde du derme que l'on sent épaissi quand on le saisit entre les doigts. Les poils sont gros, déviés. Autour de chaque pustule d'acné, se forme graduellement un tissu kéloïdien très épais, dur, constituant des nodosités plus ou moins irrégulières de forme.

Symptomatologie. — Le siège presque constant en est la nuque, où cette acné a tendance au groupement et à la formation par confluence de masses indurées d'un volume considérable vraiment dignes du nom de *tumeurs kéloïdiennes*. Elle y occupe une large bande tranversale correspondant à la naissance des cheveux dans la zône soumise aux frottements du col.

Anatomie pathologique. — Leloir a montré qu'il s'agissait d'une périfolliculite pilaire, dans laquelle le tissu embryonnaire qui entoure les follicules, au lieu d'aboutir à la suppuration tend à la formation d'un tissu scléreux.

TRAITEMENT. — Il consiste dans les scarifications.

5. — Acné ponctuée ou comédons.

SYMPTOMATOLOGIE. — « Le comédon est essentiellement constitué par l'accumulation dans l'intérieur d'une glande sébacée de la matière qu'elle excrète. Extérieurement, c'est une petite élevure, parfois à peine marquée, de la même couleur que les téguments voisins, ou un peu plus blanche, portant à son centre un point noirâtre lequel correspond à l'orifice glandulaire et à l'extrémité de la petite masse de matière sébacée contenue dans le conduit » (BROCQ). De là, le nom *d'acné ponctuée*. La saillie peut manquer, et le comédon ne révèle sa présence que par un point noir. A la pression on fait sortir un vermicule blanc à tête noire.

Le siège en est le plus souvent à la figure, au nez et aux joues, au devant de la poitrine et dans le dos.

TRAITEMENT. — BROCQ recommande matin et soir les lotions avec décoction de racine de saponaire ou :

Bois de Panama	un verre
Eau de Cologne	XL à LX gouttes
Ammoniaque liquide	XXX à L —

Ou bien : faire tous les soirs un savonnage à

l'eau chaude et au savon noir, puis lotion avec le mélange :

Borate de soude		15 gr.
Alcool à 90°		
Ether	àà	30 —
Glycérine		
Eau distillée		200 —

BESNIER conseille d'appliquer tous les soirs, pendant huit jours, la pommade :

Acide salicylique		2 gr.
Soufre précipité	àà	50 —
Savon noir		

Après quoi, applications émollientes.

6. — Acné miliaire ou milium.

SYMPTOMATOLOGIE. — Grains blanc jaunâtre, du volume d'une tête d'épingle, dus à l'oblitération du conduit excréteur d'une glande sébacée et à l'accumulation du sébum dans la glande. Ils s'infiltrent quelquefois de grains calcaires. Ils s'observent surtout comme complication du lupus.

TRAITEMENT. — Ouvrir avec une pointe fine et savonner.

7. — Acné cornée.

SYMPTOMATOLOGIE. — Petits grains durs déposés dans les glandes. Il semble que le produit secrété par la glande ait subi la transformation cornée et se soit concrété à leur orifice sous forme de cônes, parfois très saillants et de plusieurs millimètres de longueur.

Siège : cou, angle de l'œil, ceinture, coudes, genoux.

TRAITEMENT. — Huile de foie de morue et emplâtres.

Frictions avec

Savon noir....................	2 parties
Alcool........................	1 partie
Essence de lavande...........	Q. S. p. parfumer.

Ensuite pommade à l'acide salicylique.

IV. — BOUTON DE BISKRA

SYNONYMIE. — *Bouton des pays chauds, d'Orient, du Nil, de Delhi*, etc.

SYMPTOMATOLOGIE. — Cette affection est caractérisée par l'apparition, sur le tégument, d'une ou de plusieurs élevures d'apparence tuberculeuse, qui, dans la durée moyenne d'une année, s'accroissent, s'ulcèrent et se cicatrisent, en laissant après elle une marque indélébile.

GÉOGRAPHIE MÉDICALE ET ÉTIOLOGIE. — Le bouton des pays chauds est endémique dans plusieurs localités du Maroc (bords de la Malouïa), d'Algérie (Biskra, Laghouat, Tuggurt, le Sahara), de Tunisie, d'Egypte (Le Caire, Suez), de l'île de Chypre, de Syrie (Alep, certains villages du Liban), de Mésopotamie (Mossoul, Bagdad), d'Asie mineure (Brousse), de Perse (Téhéran, Ispahan), de l'Inde (Bombay, Guzerat, Delhi).

On a invoqué, sans preuves, l'eau de boisson, l'usage des dattes, comme causes du développement de la maladie.

Les influences météorologiques ont peu d'importance : Laveran et Weber affirment cependant qu'en Algérie, le bouton est très fréquent aux mois de septembre, octobre et novembre; dans l'Inde, on le rencontrerait surtout après la saison des pluies; à Alep, il sévit surtout en été et en automne.

Le bouton apparaît sur les points qui sont le plus exposés aux piqûres des insectes, au visage, aux mains et aux pieds; de même chez les animaux (chiens, chevaux), sur les parties dépourvues de poils, en général aux narines.

Beaucoup d'auteurs admettent, et non sans raison, que les *moustiques* sont l'agent de transmission, en inoculant par leurs piqûres un micro-organisme. Laveran pense que les *ulcérations de diverse nature* ont une grande tendance à se transformer en boutons de Biskra consécutivement à l'apport, sur les surfaces dénudées du germe pathogène par des mouches ou des moustiques. Ainsi s'expliquent les épidémies de maison, de camp.

En Algérie, les Européens y sont plus sujets que les indigènes ; le bouton ne se manifeste pas toujours chez les étrangers dès leur arrivée ; il peut apparaître au bout de quelques semaines ou de plusieurs années.

La période d'incubation du bouton est de 15 à 18 jours. Une première atteinte confère en général l'immunité.

ANATOMIE PATHOLOGIQUE. — Le bouton d'Alep est constitué par une petite tumeur, dans laquelle on peut distinguer trois zônes (DE BRUN) :

Une *périphérique*, formée par l'épaississement du corps muqueux consécutivement à l'hypertrophie des cellules ;

Une *moyenne*, dans laquelle les cellules, également hypertrophiées, sont en même temps très multipliées ;

Et enfin une *centrale*, où se trouvent des espaces clairs séparés par des cloisons de cellules épidermiques. Ces vacuoles contiennent des globules blancs et quelques hématies ; plusieurs communiquent entre elles et quelques-unes présentent çà et là des touffes de vaisseaux embryonnaires.

Au-dessous, le derme est infiltré de leucocytes, qui ont disséqué les acéni des glandes sudoripares ; des vacuoles pleines de globules purulents communiquent avec celles de l'épiderme, dont la couche cornée est à peu près intacte.

A la période d'ulcération, toutes les couches de l'épiderme ont disparu et sont remplacées par une fine membrane constituée par des lits de petites cellules aplaties.

Le bouton des Pays chauds est causé par un coccus de 1 μ à 2 μ ; on le rencontre isolé ou réuni, soit en diplocoques, soit en zooglées ; il se colore facilement par les couleurs d'aniline. On le cultive sur gelose, pomme de terre, ou bouillon. Il liquéfie la gélatine en entonnoir, mais beaucoup plus lentement que le staphylocoque, avec lequel il a beaucoup d'analogies. Des expériences d'inoculation avec des cultures pures ont parfaitement réussi. En laissant vieillir ces cultures, on obtient des effets atténués, ce qui deviendra peut-être le point de départ de vaccinations préventives.

Symptomatologie. — De Brun décrit trois phases à la maladie.

1° *Période d'induration.* — L'affection débute le plus souvent sans prodromes ; parfois cependant le malade accuse des démangeaisons assez vives au point où va se développer le bouton ; puis survient une petite papule, semblable à une piqûre de moustique, qui s'entoure, au bout de quelque temps, d'une aréole érythémateuse. La papule s'agrandit peu à peu et finit par former une petite nodosité arrondie, indolente, prurigineuse, qui, vers le 4e mois, acquiert à peu près le volume d'un pois ou d'une fève. A ce moment, elle est dure, d'un rouge sombre et l'épiderme desquame en lamelles circulaires.

Dans d'autres cas, le début se fait par de petites ulcérations de nature diverse, qui s'indurent.

2° *Période d'ulcération.* — Du 4e au 5e mois survient, au sommet de la tumeur, une petite vésicule, dont le centre adhère à un petit bourbillon qui s'enfonce dans le derme.

A la vésicule rompue, succède une croûte, qui peut acquérir parfois l'épaisseur d'un centimètre; elle est d'un blanc jaunâtre; parfois de petites hémorragies lui donnent une teinte brune. Elle est en général *sèche et fortement adhérente*. Au-dessous d'elle, existe une ulcération, qui dépasse rarement le tissu cellulaire sous-cutané et dont le fond sécrète un liquide séro-purulent, qui répand une odeur *sui generis* très désagréable. Les bords de l'ulcération, qui comprennent toute l'épaisseur de la peau, sont taillés à pic, irréguliers et forment souvent un bourrelet assez épais. Tout autour, la peau a parfois une teinte livide, plus souvent elle est normale. Le diamètre de l'ulcération est en général de 2 à 5 centimètres; il peut être plus considérable, surtout si plusieurs boutons se sont réunis entre eux.

Cette période dure de 2 à 6 mois; pendant ce temps, l'ulcère reste indolent, ne gênant le malade que par son prurit ou par quelques élancements, quand il fait froid.

3° *Période de cicatrisation*. — Du huitième au dix-huitième mois, on voit les bords de l'ulcération s'affaisser; l'aréole rouge qui l'entoure disparaît; la croûte qui tombe de temps en temps laisse voir chaque fois une ulcération plus petite.

Finalement cette croûte ne se renouvelle plus et laisse à découvert des bourgeons charnus revêtus d'une légère pellicule blanchâtre. La cicatrisation marche parfois du centre à la périphérie.

La cicatrice, une fois formée, est livide, brune, violacée, plus ou moins unie et régulière, parfois gaufrée. Elle reste indélébile, mais peu à peu elle devient blanche, sauf de très rares exceptions où elle est colorée par des dépôts pigmentaires. Les poils ne repoussent plus à son niveau, les bulbes pileux ayant été détruits par l'ulcération.

On en a décrit des variétés cliniques, dont les plus importantes sont : la *forme abortive*, la *forme desquamante*, la *forme croûteuse*, la *forme ulcéreuse grave*, la *forme végétante*, la *forme confluente*.

La durée de l'affection est de 6 à 18 mois. Elle est plutôt gênante que grave, et n'amène que très rarement la mort par les complications phlegmoneuses ou érysipélateuses qu'elle peut engendrer.

Traitement. — Préventivement, recouvrir toutes les excoriations du visage, si minimes soient-elles, dans les localités où le clou de Biskra est endémique.

Les pommades antiseptiques et la propreté suffisent au traitement de l'affection déclarée.

V. — DIABÉTIDES

Définition. — Nom donné par le professeur Fournier aux accidents cutanés survenant dans le cours du diabète.

Pathogénie. — Les uns semblent en relation

plus directe avec l'altération générale de l'économie : prurit, urticaire papuleuse chronique, acné des cachectiques, érythème, éruption de lichen, eczéma vrai, herpès, ecthyma, furoncle, anthrax, productions papillomateuses, gangrène.

Les autres résultent plus directement du contact irritant des sécrétions chargées de sucre de l'organisme.

SYMPTOMATOLOGIE. — Les plus importantes sont :

1° *Diabétides gangréneuses.* — Elles sont *primitives* ou *secondaires.*

Primitives, elles peuvent être totales, profondes, intéresser tout un membre ou un segment de membre, simuler la gangrène sénile, la maladie de Raynaud, mutiler les organes génitaux; ou bien superficielles avec nombreuses taches noirâtres (éruption gangréneuse).

Secondaires, elles succèdent à une éruption antérieure (furoncle, phlegmon).

KAPOSI a décrit une *gangrène bullo-serpigineuse,* où l'extension se fait suivant un des bords, tandis que le centre atteint en premier lieu se déterge, puis se cicatrise.

2° *Diabétides génitales proprement dites.* — Elles sont parfois le premier symptôme apparent du diabète, les organes génitaux étant directement lésés par le contact de l'urine chargée de glucose. Les soins de propreté n'étant pas toujours très minutieux, l'urine stagnante fermente et favorise la production de végétaux cryptogamiques qui fermentent rapidement et constituent la dermatose. Ce sont à la fois des dermites traumatiques, parasitaires et toxiques.

Il peut y avoir, à côté de la gangrène :

1° du *prurit*. — Quelquefois modéré, souvent d'une intensité extrême, surtout chez la femme, il y occupe la vulve, le périnée, l'anus; chez l'homme, il occupe le prépuce, le gland et parfois le scrotum ;

2° de l'*érythème ;*

3° de l'*eczéma*. — FOURNIER en a décrit deux formes :

Une forme aiguë, localisée chez la femme à la vulve et aux régions périvulvaires et caractérisée par une rougeur intense avec tuméfaction, suintement et démangeaisons, quelquefois brûlures.

Une forme chronique, succédant d'ordinaire à la forme aiguë, et s'étendant plus loin qu'elle, gagnant les aines, l'abdomen,et gagnant aussi en profondeur par infiltration hyperplasique due au grattage. Crasses sébacées parasitaires.

Chez l'homme, la lésion occupe surtout le prépuce, qui se tuméfie, présente, au niveau de son ouverture, une couronne de craquelures ou de gerçures. L'inflammation peut amener la transformation fibreuse des parties malades; l'ouverture préputiale se rétrécit de plus en plus; les lavages de la région balano-préputiale deviennent de plus en plus difficiles et un phimosis très étroit se constitue, réclamant une intervention chirurgicale.

4° de l'*herpès* ou des lésions analogues à l'herpès. — Elles se développent sur les placards précédents et récidivent d'une manière désespérante.

Traitement. — Eviter le contact prolongé des urines avec les téguments.

Diminuer la dose de sucre contenue dans les urines.

Traitement local. — Lotions et pommades antiseptiques.

Dans le phimosis, injections sous-préputiales avec une solution de nitrate d'argent à 1/200 ou 1/100 ou 1/50. Ne recourir à la circoncision qu'à la dernière extrémité.

VI. — PRURIGO

Définition. — On nomme prurigo non une maladie mais un symptôme comprenant lui-même deux éléments : 1° le prurit ; 2° une papule excoriée. Chaque fois que l'on observe ces deux choses réunies, on peut dire qu'il y a prurigo.

Division. — Il faut distinguer les *prurigos symptomatiques* et les *prurigos idiopathiques.*

Dans les premiers, se rangent le prurigo de la phtiriase, de la gale, et ce qu'on pourrait appeler les *prurigos parasitaires.*

Dans les seconds, deux affections paraissent bien isolées : le *prurigo de Hebra* et le *prurigo diathésique* de Besnier.

Ces deux affections ont comme caractères communs la papule excoriée, le prurit, la chronicité.

1. — Prurigo de Hebra.

Étiologie. — Il débute dès la plus tendre enfance, et c'est là une de ses principales caractéristiques.

Il survient chez les enfants débilités ou malingres, candidats à la tuberculose ou descendants de tuberculeux.

Symptomatologie. — L'éruption siège surtout au niveau du dos et sur les faces postéro-externes des membres.

Elle a des maxima et des minima. Il y a même des périodes où elle disparaît à peu près complètement, pour réapparaître plus intense à la saison suivante.

A côté des papules, on peut voir d'autres éléments : en particuler des *stries de grattage* analogues à celles de la phtiriase, de grands coups d'ongle encore saignants, si le grattage est récent, recouverts d'une croûtelle noirâtre en strie linéaire, si le grattage est ancien.

Enfin, à la longue, se développe une *pigmentation* marquée avec prédominance au niveau des maxima éruptifs.

Comme l'éruption est longue, souvent compliquée de suppurations cutanées, comme le sujet est ordinairement lymphatique, il est de règle d'observer l'*engorgement des ganglions lymphatiques*.

On sent ceux-ci rouler sous le doigt aux aînes, et aux aisselles en particulier.

Diagnostic. — Ainsi qu'on le voit, le diagnostic est difficile objectivement, si l'on songe à l'analogie complète entre la phtiriase et la description que nous venons de faire. Mais l'évolution est là pour écarter les doutes. Dans le prurigo de Hébra, la maladie date du bas âge et elle n'a aucune tendance à la guérison même dans l'âge adulte. C'est une maladie désespérante de chronicité.

Elle est grave par ses complications infectieuses (abcès, lymphangites, etc.) et par l'état de surexcitation nerveuse et de fatigue qu'elle occasionne chez ces malades voués à l'insomnie par un prurit incessant.

Traitement. — *Traitement interne.* — Arsenic, huile de foie de morue.

Traitement externe. — Pansements aseptiques des complications infectieuses. Celles-ci guéries : emplâtre rouge, emplâtre à l'huile de foie de morue, massages à l'huile de foie de morue.

2. — Prurigo diathésique.

Symptomatologie. — Il est à peu près analogue comme symptômes aux précédents, à l'intensité et à la gravité près.

Etiologie. — Il se développe à l'âge adulte et il est une manifestation d'un tempérament. On l'observe surtout chez les malades que Bouchard a classés sous la rubrique : *ralentis de la nutrition* (obèses, goutteux, diabétiques gras, lithiasiques, etc.).

Traitement. — *Traitement interne.* — Soigner la diathèse.

Traitement externe. — Symptomatique.

VII. — HERPÈS

Définition. — On nomme ainsi des vésicules assez volumineuses, arrondies, développées en groupes et provoquant ordinairement une démangeaison assez vive.

L'herpès se rencontre dans deux circonstances bien différentes :

1° comme accompagnant diverses maladies, c'est l'*herpès symptomatique* ;

2° comme affection isolée.

1. — Herpès symptomatique.

Symptomatologie. — On l'observe surtout au cours des affections pulmonaires, de la pneumonie en particulier. Il existe toujours, dans ce cas, au voisinage des muqueuses (il est paramuqueux), autour des lèvres, des narines, au pavillon de l'oreille, à la face interne des lèvres mêmes.

Les vésicules sont généralement peu nombreuses, se dessèchent rapidement en laissant à leur place de petites croûtes jaunâtres ou brunâtres.

2. — Herpès idiopathique.

Symptomatologie. — Il réalise le plus souvent le

tableau de ce qu'on a appelé la *fièvre herpétique*. C'est que le développement de la lésion cutanée provoque, en effet, une élévation de température parfois considérable et pouvant atteindre 40°.

Il s'y joint presque toujours un état général marqué, quelques petites fusions de l'état gastrique.

Lorsque la lésion envahit le pharynx, elle y revêt la forme de l'angine herpétique, dont l'allure est si bruyante et les symptômes si douloureux. Il y a presque toujours un léger engorgement ganglionnaire, accompagnant l'herpès dans le territoire lymphatique correspondant.

Diagnostic. — Il est facile, quand il s'agit de l'herpès siégeant à la face. Mais lorsque l'herpès se développe aux organes génitaux, il est souvent l'objet de méprises regrettables et funestes dans leurs conséquences. On peut, en effet, confondre l'herpès avec le *chancre induré* au début. Aussi, est-il de toute importance de savoir faire le diagnostic différentiel de ces deux affections.

Le professeur Fournier a retracé en un tableau le schéma des éléments de diagnostic différentiel entre les deux affections (1).

Traitement. — Il est des plus simples.

D'après Leloir, il serait facile de faire avorter l'herpès en touchant la région atteinte avec de l'alcool à 90°.

(1) Voir *Syphilis*, page 92.

Il faut, pour que ce moyen réussisse, toucher la région malade dès le début, aussitôt que la démangeaison apparaît.

Cependant le procédé réussit encore à la période d'état, surtout si l'on emploie l'alcool phéniqué, en attouchements légers, avec le mélange suivant :

Acide phénique..................	10 gr.
Alcool à 90°......................	100 —

Dans l'intervalle des attouchements, on se contentera de soins de propreté.

3. — Herpès gestationis.

Synonymie. — Encore nommé *dermatite herpétiforme récidivante de la grossesse*.

Symptomatologie. — Il ne diffère pas comme aspect et comme marche de la maladie de Duhring. Son individualité est même niée par certains auteurs.

Pathogénie. — Il semble cependant que cette maladie soit en rapport de développement parallèle à celui de la grossesse et les poussées semblent se faire à l'occasion de celle-ci.

VIII. — ZONA

Synonymie. — *Herpès zoster*, *fièvre zoster*.

Définition. — Eruption à marche aiguë de plaques érythémateuses surmontées de vésicules en groupes, et disposées suivant la direction et la distribution des nerfs sensitifs de la région affectée; éruption habituellement limitée à un seul côté du corps et accompagnée de douleurs névralgiques.

Historique. — Rayer (1835).

Parrot (1856), valeur de l'élément névralgique.

Berensprung.

Symptomatologie. — *Début :* symptômes gastriques ; douleur névralgique locale; apparition consécutive de la lésion.

Période d'état : lésion cutanée : plaques erythémateuses, qui d'ailleurs constituent l'élément essentiel du zona qu'elles suffisent à caractériser; vésicules consécutives sur la plaque d'abord à contenu transparent, puis louche, puis purulent.

Durée des vésicules. — 3 à 5 jours, qui s'affaissent soit par résorption du liquide, soit par sa sortie. — A leur place, *croûtelle jaune ;* puis à la chute de celle-ci, *tache* rouge ou pigmentée, *cicatrice* fréquente.

Adénopathie, correspondant au territoire envahi par les vésicules.

1° *Symptômes fonctionnels.*

a) Cuisson, prurit, meurtrissure au niveau des éléments éruptifs. — *b*). Névralgies avant, pendant, après, *c*). Zones d'anesthésie et d'hyperesthesie, irrégulièrement distribuées et juxtaposées.

2° *Symptômes généraux.* — T. 38 à 39° pendant toute l'éruption.

Marche. — Evolution aiguë et rapide; 4 à 5 jours, 12 au plus, pour le développement entier de l'éruption.

Lenteur de cicatrisation : pendant des semaines, des mois.

VARIÉTÉS DE SIÈGE. — *Zona ophtalmique*. (Voy. p. 205.)

Zona du maxillaire supérieur. — Rare. Plaques disséminées sur la joue : trou sous-orbitaire, paupière inférieure, aile du nez, lèvre supérieure. On y a rattaché certaines angines à vésicules sur une amygdale ; chute de dents du maxillaire supérieur.

Zona du maxillaire inférieur. — Partie antérieure de la conque (nerf auriculo-temporal) et du conduit auditif interne. Lèvre inférieure (nerf mentonnier), deux tiers antérieurs de la langue (nerf lingual), face interne des joues (nerf buccal). Gencives (nerf dentaire et mylo-hyoïdien) BÆRENSPRUNG a identifié le zona et l'herpès labial : il y a contre cette identification un certain nombre de raisons : distribution systématique des vésicules, absence de névralgie concomitante, récidive fréquente.

Zona occipito-cervical. — Sur les branches ascendantes du plexus cervical, régions occipitales supérieures et inférieures, face postérieure de la conque, lobule de l'oreille, bord inférieur du maxillaire inférieur.

Zona cervico-brachial sub-claviculaire. — Branches descendantes du plexus cervical.

Zona cervico-brachial. — Rameaux du plexus brachial.

Zona dorso pectoral. — Le plus fréquent, 3e

4ᵉ, 5ᵉ, 6ᵉ, 7ᵉ paires dorsales surtout. Rarement double et symétrique. Orientation oblique. Vésicules fréquemment hémorrhagiques.

Zona dorso-abdominal. — Dernières paires dorsales.

Zona lombo-inguinal. — Branches abdomino-génitales.

Zona sacro-ischiatique. — Plexus sacré.

Zona génital. — Nerf honteux interne.

ANATOMIE PATHOLOGIQUE. — *Peau.* — Vésicules soulevant l'épiderme. Quand le derme est intéressé (hémorrhagique, purulent, gangréneux), cicatrice. Aucun germe spécifique.

Nerfs.— *a*). Altérations interstitielles ou parenchymateuses des ganglions spinaux correspondants.

b). Névrite plus fréquente et considérée plutôt comme primitive, les altérations ganglionnaires n'étant que secondaires.

c). Lésions médullaires et cérébrales dans les éruptions trophiques, zostériformes, plutôt que zona.

ÉTIOLOGIE ET PATHOGÉNIE. — *Causes prédisposantes.* — De 12 à 24 ans. Arthritisme. Dyspepsie. Intoxications : plomb, alcool, oxyde de carbone. Printemps.

Cause déterminante. — Nature infectieuse. (TROUSSEAU, LANDOUZY, ERB, WALTHER).

BÆRENSPRUNG : Altération de filets spéciaux chargés d'un rôle purement trophique, dont l'existence demeure du reste problématique.

VULPIAN : rôle trophique des centres.

Actuellement : névrite symptomatique d'un état général infectieux, à cause de la marche cyclique, épidémicité possible, fièvre, absence de récidive.

PRONOSTIC. — Bénin en général, sauf pour zona ophtalmique.

DIAGNOSTIC. — Érythème polymorphe (cou, mains). Dermatite herpétiforme de Duhring (1). Pemphigus bulleux, foliacé à plus forte raison.

Hydroa. — Maladie cyclique aussi, mais à grosses bulles sans zone érythémateuse, non douloureuse, non systématisée.

Herpès — Distribution irrégulière, pas de névralgie, fièvre plus intense, récidive.

Eczéma. — Vésicules plus petites, plus nombreuses, évolution lente, placards irréguliers, apyrétique, pas de douleurs.

Trichophytie. — Lésions régulièrement arrondies, examen microscopique, anamnèse de la profession, surtout chez les enfants.

Erysipèle. — Dans le zona ophtalmique, bourrelet périphérique, fièvre vive, marche différente.

Eruptions symptomatiques de lésions nerveuses centrales ou périphériques. — Vésicules plus nombreuses, plus volumineuses, poussées subsistantes, interminables. Ulcérations profondes et rebelles.

TRAITEMENT. — 1° *Provoquer la cicatrisation*

(1) Récidivante, longue durée, très douloureuse.

normale. — Poudre d'amidon, de talc, sous-nitrate de bismuth, oxyde de zinc, avec faibles doses de morphine ou cocaïne. Pâtes, pansements antiseptiques, pour les ulcérations rebelles.

2° *Soulager la douleur.* — Quinine, antipyrine, exalgine, acétanilide, phénacétine.

Chloral, bromure, extrait thébaïque, sulfonal. Préparations arsénicales ; Néris, Royat, Schlangenbad, contre névralgies rebelles.

Médication tonique, chez les débilités.

IX. — ZONA OPHTALMIQUE

Historique. — Hutchinson (1866) donne le premier une bonne description, Albert Hybord (1), Jean Guérin (2).

Définition. — Douleurs névralgiques suivant le trajet d'une ou de plusieurs des branches du trijumeau, éruption de vésicules suivant le trajet de ces branches, altérations concomitantes du côté du globe oculaire.

Anatomie pathologique. — Peu d'autopsies. Considéré d'ordinaire comme lié à une névrite des nerfs du trijumeau ; se rattachant, dans certains cas, à une altération du ganglion de Gasser.

Étiologie. — Comme ci-dessus.

Causes déterminantes. — Froid, trauma (compression par tumeur, avulsion d'une dent),

(1) Hybord, *Du zona ophtalmique et des lésions oculaires qui s'y rattachent.* Thèse de Paris, 1872.

(2) Guérin, *Du zona ophtalmique.* Thèse de Paris, 1883-84.

émotion morale. Intoxications, médications : arsenic (HUTCHINSON), oxyde de carbone (LEUDET)

SYMPTOMATOLOGIE. — *Douleur* sur le trajet des nerfs et précédant parfois les lésions cutanées de plusieurs semaines ou mois, malaise, insomnie, anorexie, langue saburrale. Fièvre et parfois même délire.

Eruption. — Apparition de *plaques rouges*, d'apparence eczémateuse, suivant la distribution du ou des rameaux atteints de névrite. Les plaques apparaissent successivement et ne dépassent pas en général la ligne médiane, à moins de zona double, ce qui d'ailleurs est rare.

Bientôt apparaissent les *vésicules* d'herpès, plus ou moins abondantes.

Au niveau des *conjonctives*, picotements, hypérémie, pouvant aller jusqu'à la conjonctivite catarrhale.

Hypérémie de la muqueuse nasale, dans le zona du rameau nasal.

Evolution des vésicules. — En 2 ou 3 jours, elles deviennent louches, puis purulentes et bientôt se dessèchent, laissant à leur place des croûtes brunâtres. Lorsque ces croûtes se détachent, on voit au-dessous d'elles une cicatrice arrondie, déprimée, d'un rouge sombre; cette *cicatrice* est indélébile; avec le temps, elle devient blanche, quelquefois kéloïdique.

Durée = 2 à 3 semaines, à cause des poussées successives.

Complications. — *Douleurs* parfois intolérables, surtout celles qui survivent à l'affection et pour lesquelles Abadie a pu pratiquer la section du nerf sous-orbitaire.

Altérations oculaires. — *Conjonctive.* — Rougeur, larmoiement, sensation de gravier, boursouflement de la paupière supérieure ou des 2 paupières, vision gênée, parfois chemosis.

Secrétion lacrymale. — Exagérée, avec épiphora.

Cornée. — *Ulcération*, une des plus fréquentes, due : 1° à simple desquamation ; 2° à des vésicules ayant suppuré ; *opacités* consécutives à ces ulcérations ; *perforation*, soit par ulcération ayant gagné en profondeur, soit par suite de la pression qui produit un staphylome, pellucide d'abord et pouvant devenir opaque ; mais la résistance de la cornée peut, à un moment donné, n'être plus suffisante pour compenser la pression intra-oculaire, il s'ensuit perforation et l'œil se vide.

Iris. — *Iritis*, assez fréquent. Limité en général à la membrane qui tapisse la face antérieure de l'iris, il est parenchymateux.

Hutchinson a posé comme règle que, dans le zona ophtalmique, la kératite et l'iritis n'apparaissent que lorsque l'éruption est à son maximum.

Muscles. — Paralysies particulièrement de la IIIe paire (ptosis, mydriase, strabisme externe), *perte totale de l'œil atteint ; ophtalmie sympathique*, entrainant après un temps plus ou moins long la perte de l'autre œil.

Diagnostic. — *Erysipèle phlycténulaire.* — T = 40. Céphalalgie intense. Bulles plus grosses. Dépasse la ligne médiane, etc.

Herpès de la cornée. — Peut ne pas être rattaché à un zona ophtalmique existant, lorsque les vésicules se montrent sur la cornée transparente seule.

C'est surtout l'intensité des douleurs et leur existence, non seulement sur les nerfs ciliaires, mais encore sur les rameaux frontal et lacrymal qui feront penser au zona.

Pustule maligne (Dr Lottot). — On a pu y songer dans un cas d'œdème considérable.

Pronostic. — Sérieux, beaucoup plus grave au fur et à mesure qu'on avance, a dit Hybord. Moins grave en France qu'en Angleterre et en Allemagne, où il est aussi beaucoup plus fréquent.

Traitement. — *Traitement local.* — Poudre de riz, d'amidon, de bismuth, d'oxyde de zinc.

Traitement général. — Morphine, antipyrine, sulfate de quinine.

Contre les *douleurs persistantes.* — Élongation des nerfs.

Traitement des complications.

X. — ECZÉMA

Définition. — Besnier (1) définit les eczémas, ou mieux l'eczématisation comme un groupe

(1) Besnier. *Thérapeutique des maladies de la peau.* In *Traité de thérapeutique* d'Albert Robin.

de lésions cutanées ayant des caractères anatomiques communs, les « épidermodermites exsudatives du type catarrhal ». Il s'agit, en effet, ainsi que ledit LEREDDE, d'un syndrome anatomo-clinique, constitué par des lésions inflammatoires superficielles de la peau.

Il faut avec BROCQ éliminer de l'eczéma :

1° les lésions cutanées d'apparence eczémateuse, causées par des irritants divers, c'est-à-dire les dermites artificielles, dont un des types les plus communs est la dermite des blanchisseuses, localisée à la face dorsale des mains et à la face externe des avant-bras ;

2° les éruptions analogues produites par les poux, la gale, le trichophyton, etc. ;

3° l'impétigo ;

4° la dysidrose ;

5° les lichens.

BROCQ réserve, dès lors, le nom d'*eczéma* à « des dermatoses d'origine en apparence spontanée ou développées à la suite d'une cause occasionnelle, à elle seule insuffisante pour déterminer l'éruption et objectivement caractérisées par de la dermite plus ou moins accentuée, c'est-à-dire par de la rougeur, de l'infiltration du derme, parfois de la vésiculation et de l'exhalation d'un liquide séreux empesant le linge, enfin par de la desquamation de l'épiderme ».

FORMES CLINIQUES. — On peut, avec BROCQ, distinguer trois formes d'eczéma :

1. — Eczéma aigu.

Au début, érythème avec un peu d'œdème quand le tissu cellulaire est lâche comme au pénis, au scrotum et sur lequel on voit apparaître des vésicules toutes petites, miliaires, de la grosseur d'une pointe d'aiguille, extrêmement abondantes.

A la rupture des vésicules, la surface eczémateuse devient rouge vif, suintante, humide. La sérosité se dessèche, se concrète en croûtelles variables d'épaisseur, de coloration et de forme. Les bords du placard sont mal limités.

La séparation ne tarde pas à se faire, et la majeure partie du placard se recouvre d'un épiderme extrêmement mince et lisse. Cet épiderme lui-même ne tend pas à se flétrir ; il tombe et est remplacé par un autre qui tombe à son tour et ainsi de suite jusqu'à la guérison.

L'eczéma aigu s'accompagne de prurit, de cuisson, d'où grattage, excoriations, croûtes sanguinolentes, et, comme complications possibles : lymphangites, abcès, éruptions furonculeuses.

2. — Eczéma chronique.

Consécutif au précédent ou chronique d'emblée.

Infiltration et épaississement du derme, qui devient rouge sombre. Les téguments n'ont plus leur souplesse normale. A la surface de la peau, on observe des vésicules, des croûtes, du suintement, des gerçures, des fissures.

Lorsque le grattage est marqué, il se produit de la *lichénification* des téguments ; ce sont les eczémas lichénoïdes des auteurs, qu'il vaudrait mieux appeler *eczémas lichénifiés* (Brocq).

Le malade se frotte, se gratte presque incessamment ; peu à peu les téguments s'enflamment de plus en plus sous l'influence du traumatisme, s'épaississent, s'indurent, et l'on a dès lors des surfaces dures, rugueuses, sans souplesse, épaisses, sillonnées de quadrillages plus ou moins complets et irréguliers, qui constituent la lichénification.

Formes cliniques. — On a distingué des *formes cliniques* multiples de l'eczéma :

Eczéma sec. — La vésiculation semble faire défaut.

Eczéma papuleux. — Il paraît y avoir des papules et non des vésicules. — Dans ce cas, le diagnostic se fait en examinant attentivement la surface du corps. Il est rare qu'un des placards restant ne présente pas de vésicules, d'où le diagnostic.

Eczéma sparsum. — Les éléments sont disséminés sur toute la surface du corps et très distants les uns des autres.

Eczéma nummulaire. — Placards arrondis comme des pièces de monnaie, rouge brun, un peu saillants, véritables macarons, analogues aux macarons trichophytiques, mais beaucoup moins suppurés et infiltrés. Cette forme paraît bien distincte cliniquement et doit relever d'un parasite spécial.

Eczéma folliculorum. — Petits groupes d'éléments éruptifs circonscrits, d'une grandeur qui varie de celle d'une pièce de 50 centimes à celui d'une pièce de 5 fr. et qui siège autour des follicules pileux. Les plaques s'étendent à la périphérie, tandis que le centre cicatrise et desquame, en prenant une teinte jaune. Cet eczéma paraît relever aussi d'un parasite spécial. Au début, il simule à s'y méprendre le pityriasis rubra pilaire.

Eczéma généralisé. — Il atteint tout ou la majeure partie de la surface de la peau.

Eczéma rubrum. — Symptômes généraux d'une fièvre éruptive. Téguments rouge vif, tuméfiés.

Vésicules plus ou moins nombreuses, formant des bulles par confluence. Desquamation en larges lambeaux.

Le sujet paraît atteint d'une dermatite exfoliatrice mais la surface est beaucoup plus suintante et il y a des portions de téguments qui restent indemnes.

C'est surtout chez les arthritiques qu'on les observe.

Il guérit en général facilement, mais les récidives sont la règle. De là, le nom d'*eczéma érysipélatoïde récidivant des arthritiques*, qui lui a été donné.

Eczéma craquelé ou fendillé. — Sillons ou craquelures plus ou moins larges, s'entrecroisant sous forme de losanges, d'un rose pâle ou d'un rouge vif, sèches ou peu suintantes, recouvertes de fines croûtelles ou de squames, apparaissant vers les surfaces d'extension des membres.

Anatomie pathologique. — Les *lésions anatomiques* sont variables :

Eczéma aigu. — Congestion du derme, dilatation des vaisseaux, diapédèse de globules blancs, exsudation séreuse abondante ; dékératinisation de l'épiderme, disparition de l'éléidine, prolifération des cellules fixes du tissu conjonctif, transformation sphérique des cellules du corps muqueux, qui s'ouvrent les unes dans les autres, pour former des vésicules.

Eczéma chronique. — Il y a hypertrophie et allongement des papilles, épaississement du derme infiltré de cellules embryonnaires, vaisseaux dilatés, tendance à la kératinisation incomplète de l'épiderme ; parfois, au contraire, hyperkératinisation.

3. — Eczéma séborrhéique.

Pathogénie. — Unna en est le créateur. Pour lui, le point de départ de tous les eczémas séborrhéiques est le cuir chevelu, où il se produit de la manière suivante : desquamation de l'épiderme et sécheresse des cheveux, squames du cuir chevelu, qui renferment beaucoup de graisse. Dès lors, l'affection se présente sous l'aspect de ce que, chez le vulgaire, on nomme les *pellicules*.

Forme clinique. — Elle peut revêtir une des trois formes suivantes :

a) Desquamation abondante du cuir chevelu, puis chute des cheveux (*alopécie séborrhéique*).

b) Croûtes graisseuses, plus ou moins épaisses, qui engainent les cheveux, avec hypérémie du cuir chevelu et tendance à gagner les parties voisines, en particulier le front et les tempes. L'affection s'étend vers ces régions par un bord nettement arrêté, rouge jaunâtre ou d'un jaune rosé assez pâle, recouvert de squames jaunâtres, graisseuses, qui forment sur le front une espèce de couronne de 1 à 2 c. m. de largeur (Brocq). Cette *corona seborrhoica*, ainsi que le dit Brocq, est caractéristique pour Unna. Elle s'accompagne de chute des cheveux.

c) Le catarrhe est très prononcé et le suintement apparaît. C'est ce qu'on a décrit jusqu'à Unna sous le nom d'*eczéma chronique du cuir chevelu*.

Le cuir chevelu ne reste pas seul atteint. Presque toujours il y a des lésions ailleurs et de physionomie différente.

Le siège de prédilection est la face antérieure du thorax et l'espace interscapulaire. Les lésions se présentent dès lors comme des taches rondes ou ovalaires, de la dimension moyenne d'une pièce de 0 fr. 50, disposées en groupes ou isolées, de coloration jaunâtre, avec un petit liseré rouge. C'est ce que Hardy appelait l'*eczéma du gilet de flanelle*.

Ailleurs, au creux de l'aisselle, au visage, etc., on observe la forme humide de l'eczéma séborrhéïque.

Anatomie pathologique. — La *lésion anato-*

mique est analogue à celle de l'eczéma ordinaire; il y a en plus de l'œdème interépithélial et des dépôts fibrineux interépithéliaux.

Suivant le *siège*, il y a aussi des distinctions cliniques à faire dans l'eczéma.

Eczéma des régions pileuses. — Il est tenace, récidive facilement, résiste au traitement.

Il siège au cuir chevelu, aux cils, aux sourcils, aux narines, à la barbe.

Une mention spéciale doit être faite à l'eczéma de la lèvre supérieure, qu'on appelle : *eczéma récidivant de la lèvre supérieure*, à cause de sa ténacité et entretenue presque toujours par une affection des fosses nasales, coryza chronique le plus souvent.

Eczéma des régions glabres. — Au niveau des *fosses nasales*, il est des plus rebelles et peut donner lieu à un œdème chronique gélatineux, presque éléphantiasique, de la base du nez et des paupières.

Aux *oreilles*, il est d'une ténacité désespérante et se développe surtout chez les vieillards. La ténacité tient à ce qu'il reste toujours un petit placard caché dans le conduit auditif ou dans l'un des multiples replis du pavillon et qui est le point de départ ultérieur des récidives.

Au *mamelon*, il y a trois facteurs étiologiques spéciaux de l'eczéma : gale, grossesse, allaitement. C'est un véritable placard circulaire développé autour du mamelon, à bords assez nets, qui, lorsqu'il s'indure doit mettre en défiance contre la transformation cancéreuse.

Aux *parties génitales*, il occupe, chez l'homme, le pénis ou le scrotum. Quand il s'agit du pénis, il faut toujours songer aux diabétides. Au scrotum, l'eczéma prend l'aspect ordinaire de l'eczéma au début, mais dans la suite la peau s'épaissit, les plis s'exagèrent, et les bourses deviennent volumineuses, véritables sacs où se promènent les testicules. L'inflammation se propage à l'anus et au périnée (1).

Chez la femme, la vulve et l'anus sont assez souvent pris; il s'agit presque toujours de glycosurie.

Aux *jambes*, l'eczéma présente des rapports évidents avec les *varices*. On l'y voit dans deux circonstances différentes ;

1° Avant l'apparition des ulcères,

2° Après l'apparition des ulcères.

Dans le premier cas, les lésions sont tout à fait superficielles, prurigineuses, démangeantes, accompagnées d'un piqueté purpurique.

Dans le second cas, il s'agit d'une véritable dermite profonde, avec infiltration considérable des téguments, lymphangiectasies, éléphantiasis, aspect papillomateux, etc.

Aux *ongles*, on observe des sillons transversaux, avec épaississement ou amincissement de l'extrémité libre, des ponctuations et des striations

(1) WICKHAM, *Maladie de Paget*. Thèse. Paris, 1887.

longitudinales, prolifération et exfoliation des lamelles cornées sous-unguéales : ce sont là, à proprement parler, des dystrophies unguéales des eczémateux.

On a pu décrire deux formes primitives de l'eczéma des ongles : 1° l'une suintante, périonyxique; 2° l'autre sèche.

Le diagnostic d'eczéma des ongles est difficile et ne se fait guère que par une enquête approfondie.

Étiologie. — Elle est des plus obscures.

Les uns y voient une maladie constitutionelle en rapport avec le ralentissement de la nutrition et l'hérédité; ainsi voit-on l'eczéma chez les diabétiques, les goutteux, les obèses, etc.

Les autres en font une affection parasitaire, dont le parasite le plus constant serait le microcoque de Unna.

Traitement. — Il est d'une très grande difficulté.

D'abord, il y a des eczémas qu'il ne faut traiter qu'avec une grande prudence : ce sont les eczémas chroniques des arthritiques invétérés, rhumatisants, goutteux, emphysémateux, bronchitiques, etc. Souvent, en effet, en traitant trop énergiquement l'eczéma de ces malades, on peut déterminer l'apparition de déterminations viscérales graves : congestions pulmonaires, congestions cérébrales, etc.

Il faut donc aller avec ménagements dans ce traitement et s'arrêter au moindre symptôme alarmant du côté des viscères.

1° *Eczéma aigu.* — Il ne demande en général

qu'un traitement local, qu'on peut résumer en deux termes : asepsie de la peau ; sédation de l'inflammation.

On y arrivera d'une manière très simple, par l'application de compresses de tarlatane bouillies, de cataplasmes de fécule froids faits aseptiquement, de compresses bouillies trempées dans l'eau de camomille. Il faut, comme on voit, employer de préférence des substances inertes.

Les médicaments actifs sont beaucoup trop irritants (l'eau boriquée même) et peuvent provoquer une extension des lésions ou, plus exactement, une dermite artificielle surajoutée.

2° *Eczéma chronique*. — Le traitement comprend un traitement général et un traitement local.

Traitement général. — Avant tout, traiter toute affection qu'on découvrira chez le sujet et en particulier les dyspepsies, le diabète, l'albuminurie.

Éviter la constipation du sujet. Éviter l'alcool, les mets excitants, les mets faisandés, la charcuterie, le café.

Prescrire les eaux alcalines naturelles. La liqueur de Fowler a donné d'excellents résultats.

Traitement local.— Il comprend deux parties :

1° Faire tomber les croûtes avec des cataplasmes de fécule ou des compresses humides ;

2° Irriter un peu la peau, de manière à substituer, comme disaient les anciens auteurs, une inflammation de mauvaise nature.

Pour cela une foule de médicaments s'offrent à nous : l'huile de cade aux 1/10, 1/4, 1/2, l'ichtyol, 1/10, l'onguent styrax mélangé à l'huile d'olives 1 pour 2 ou 3, la pommade au naphtol au 1/50, 1/20, 1/10.

Pommade contre le prurit rectal accompagnant l'eczéma :

Beurre de cacao	4 gr.
Extrait thébaïque	0 — 05 cent.
Pour un suppositoire	

ou lotion avec :

Sublimé	} àà 0, 25 cent.
Chlorhydrate d'ammoniaque	
Eau de laurier cerise	10 gr.
Eau distillée	240 —

(Liqueur de GOULARD.)

3° *Eczéma de la face et des paupières.* — Prescrire :

Précipité jaune (oxyde jaune de Hg.)	0.50 cent. à 1 gr.
Vaseline	30 —

4° *Eczémas très rebelles.* — Prescrire :

Huile de cade vraie	5 à 30 grammes.
Extrait fluide de Panama ou savon noir	Q. s. pour émulsionner.
Glycérolé d'amidon à la glycérine neutre	30 grammes.

5° *Eczéma séborrhéique.* — Le soufre réussit à merveille, mais il faut tâter la susceptibilité de la peau du malade, car le soufre occasionne parfois une poussée. Le calomel, la pommade à l'oxyde jaune et à l'huile de cade de Vidal réussissent très bien.

Pommade au calomel :

Calomel........................	0.50 cent. à 1 gr.
Oxyde de zinc.................	2 à 5 gr.
Vaseline........................	20 gr.

Pommade à l'huile de cade de Vidal :

Oxyde jaune de Hg..........	0.50 cent. à 1 gr.
Huile de cade vraie............	1 à 3 gr.
Vaseline pure................	20 gr.

Pommade soufrée :

Soufre précipité................	2 à 5 gr.
Oxyde de zinc..................	1 à 3 —
Lanoline........................	ãã 100 gr.
Huile d'amandes douces........	

Pommade à la résorcine (très bonne dans les cas d'eczéma séborrhéïque irritable des plis).

Résorcine.....................	0.25 à 0.75 cent.
Oxyde de zinc..................	2 à 5 gr.
Cérat sans eau..................	20 gr.

XI. — MYCOSIS FONGOIDE

Définition. — Le mycosis fongoïde est une maladie chronique à marche continue se traduisant le plus souvent, au début, par des éruptions érythémateuses et lichénoïdes et caractérisée dans sa période d'état par de véritables tumeurs de la peau, plus ou moins nombreuses, et justement comparées, pour le volume, la forme et même la couleur, aux tomates (Bazin).

Le mot de *mycosis* a été créé par Alibert, en 1833, mais englobe dans sa compréhension une foule d'affections disparates, parmi lesquelles le *pian* fongoïde, qui semble répondre au mycosis fongoïde actuel. RANVIER a classé ces lésions cutanées dans les tumeurs lymphoïdes. LANDOUZY, DEBOVE insistent sur les rapports de l'affection avec la diathèse lymphogène. KAPOSI considère ces faits comme des formes de sarcomatose cutanée à marche rapide et funeste, puis il décrit en 1880, sous le nom de *lymphadénie pernicieuse*, une affection que beaucoup d'auteurs rapportent au mycosis fongoïde. BESNIER et HALLOPEAU (1) signalent les érythrodermies au cours de la maladie.

ÉTIOLOGIE. — Complètement obscure. La maladie, relativement rare, s'observe surtout après 40 ans, de préférence chez l'homme, et chez les sujets de constitution robuste.

L'inoculation au cobaye a toujours été négative.

SYMPTOMATOLOGIE. — D'après BAZIN, il y a trois périodes à considérer dans le développement de cette maladie : eczématiforme, lichénoïde, tumeurs.

En réalité, il y a deux périodes bien distinctes : 1° la période des infiltrations ; 2° la période des tumeurs.

1° *Période des infiltrations.* — L'épiderme et les couches supérieures du derme semblent seuls lésés, sous forme de plaques rouges ou d'érythrodermies plus ou moins généralisées, qui s'accompagnent d'un prurit intense. Le *prurit* est tel que les malades ont les ongles luisants et même usés

(1) HALLOPEAU, *Traité de Dermatologie*. Paris, 1899.

par le grattage; malgré ce prurit, la peau ne réagit pas et l'on n'observe pas les stries et les papules qu'on trouve dans les prurits parasitaires. Il peut cependant se faire quelques inoculations secondaires, ecthymateuses par exemple, mais c'est là l'exception. Les *plaques rouges* varient comme couleur, du rose vif au rouge bleuâtre. Elles s'effacent incomplètement sous la pression du doigt; leur étendue est variable, tantôt petites, isolées et discrètes, tantôt larges, confluentes et irrégulières; elles sont planes ou légèrement surélevées avec une faible desquamation furfuracée. Le derme est légèrement infiltré à leur niveau. Au lieu de plaques infiltrées, il peut y avoir de grands espaces atteints ou même la presque totalité des téguments, il s'agit alors d'une *érythrodermie* généralisée, symptôme sur laquelle Besnier et Hallopeau ont attiré l'attention. La rougeur se présente en nappes uniformes, parfois analogues à celles de la scarlatine, variant du rose pâle au rouge framboisé ou vineux; elle disparaît plus ou moins complètement sous la pression du doigt. Elle coïncide avec un épaississement plus ou moins considérable de la peau, une exagération de ses plis et une augmentation de la consistance; la peau semble devenue trop large pour le malade qui semble enfermé dans un sac.

La desquamation est tantôt nulle, tantôt furfuracée, tantôt extrêmement abondante. Il y a parfois de petites taches pigmentaires, ou de petits nodules miliaires blanc jaunâtre, dus, sans doute, à l'oblitération des conduits sudoripares.

Enfin, dans certains cas, il se produit des *plaques lichénoïdes* à petites papules ou à grosses papules sèches, luisantes, plates, avec, à leur surface, une petite squame blanchâtre, que le grattage met en évidence.

Quand les régions velues sont atteintes, il y a presque toujours une *altération du système pileux*. Cheveux, sourcils, barbe, poils du pubis, des aisselles, etc., tombent. Les *ongles* eux-mêmes, en dehors des altérations liées au grattage, sont souvent striés et cassants.

Enfin l'*augmentation de volume des ganglions lymphatiques* est fréquente, mais non constante. Il ne s'agit pas d'affection secondaire du système correspondant à une région déterminée, mais bien d'adénopathies spontanées, qui peuvent atteindre le volume du poing. Les ganglions hypertrophiés sont indolents ou peu douloureux; ils n'adhèrent pas à la peau.

Il peut y avoir *augmentation du nombre des globules blancs* du sang. Il y aurait aussi augmentation du nombre des *cellules éosinophiles*.

Les viscères sont généralement respectés, à part la rate, qui peut être hypertrophiée.

2° *Période des tumeurs*. — Les tumeurs se développent sur les plaques rouges ou lichénoïdes; quelquefois, mais rarement, sur la peau saine. Tantôt il s'agit de nodosités du volume d'un pois à celui d'une cerise ; ou bien ce sont de véritables tumeurs, pouvant atteindre le volume d'une mandarine ou celui du poing. La forme est celle d'une demi-sphère un peu aplatie, quelquefois arrondie ou ovalaire, quelquefois en fer à cheval. Leur couleur est rouge, quelquefois rosée ou blanc jaunâtre. Elles s'implantent par une base large, mais très souvent, elles sont étranglées à leur base et séparées des téguments voisins par une rainure circulaire qui leur constitue une sorte de pédicule. Un grand nombre d'entre elles sont recouvertes d'une couche d'épiderme lisse, tendue, comme vernissée et rappellent, par leur surface brillante et leur coloration, l'aspect de la tomate mûre; quelques-unes sont le siège d'une fine desquamation. Souvent mamelonnées, on a pu les comparer à des framboises.

Mobiles avec le derme, indolores, elles sont de consistance ferme, quelquefois pourtant spongieuse. Elles peuvent siéger en tous les points du corps et sont ou localisées ou multiples.

Les tumeurs peuvent guérir ou s'ulcérer.

Elles peuvent *guérir par affaissement* pur et simple, spontané, sans trace ou avec une légère cicatrice. Cette disparition peut se faire très rapidement en quelques jours; elle est définitive. Jamais il n'y a récidive sur place, mais il y a toujours récidive en un autre point de la peau.

Les tumeurs peuvent aussi *s'ulcérer*. A la surface des tumeurs, apparaissent des ulcérations superficielles à surface sèche, sans odeur, souvent saignantes.

Quelquefois il y a élimination de la tumeur ramollie, comme il arrive pour une gomme syphilitique. DEMANGE a signalé l'ulcération des plaques rouges elles-mêmes par production de phlyctènes, sanguinolentes, qui se rompent en laissant des ulcérations.

Une fois constitué, l'*ulcère mycosique* a un fond fongueux, inégal, mamelonné, souvent recouvert de croûtes épaisses, souillé d'un pus abondant. Les bords sont circulaires et possèdent un bourrelet abrupt en dedans, arrondi et comme déjeté en dehors, que HALLOPEAU considère comme caractéristique de l'ulcère mycosique. C'est aux dépens de ce bourrelet que se fait l'extension progressive de la maladie.

TRAITEMENT. — 1° *Traitement local.* — Le traitement des tumeurs consiste en un pansement antiseptique.

Les éruptions seront traitées par l'acide pyrogallique à 1/10.

2° *Traitement général.*— Il consiste surtout en iodures et en arsenic, qui sera administré par la voie gastrique ou par la voie sous-cutanée.

2° GROUPE

DERMATOSES TROPHIQUES

I. — VITILIGO

Définition. — On entend par vitiligo, une lésion cutanée, caractérisée essentiellement par la dépigmentation de certains territoires des téguments (*achromie*) et en même temps par l'exagération de la pigmentation d'autres territoires adjacents aux premiers (*hyperchromie*). — Cette coexistence d'achromie et d'hyperchromie l'a fait comparer à la peau tachetée du veau (*vitulus*), d'où le nom de vitiligo.

Description. — Ce contraste entre les taches blanches des zones dépigmentées et les taches brunes des zones voisines hyperpigmentées a pour résultat de faire ressortir surtout les taches décolorées qui sont nettement tranchées sur le fond brunâtre des parties environnantes. Ces taches blanches sont en général de forme ovalaire ou arrondies ; elles s'unissent généralement entre elles de façon à former une surface irrégulière à bords dentelés et polycycliques — certaines taches sont isolées — elles ont ordinairement la largeur d'une pièce de 50 cent. On en trouve de la grandeur d'une pièce de 2 francs.

Au niveau de ces taches achromiques, la peau rappelle par sa blancheur uniforme et son aspect anémique la peau des albinos.

Les taches hyperpigmentées sont généralement plus étendues ; leurs bords ne sont nettement accusés qu'au niveau des taches décolorées; au niveau des téguments sains, en effet, ils se fondent insensiblement avec la couleur normale de la peau. Parfois elles ne forment qu'une mince bordure aux parties blanches. Il est à noter que la couleur brune est surtout marquée à la périphérie des zones hyperpigmentées, au voisinage des zones anémiques. Cette couleur brune varie de celle du café au lait à un brun foncé presque noir.

Au niveau des régions brunies, aussi bien qu'au niveau des régions décolorées, la peau est lisse, ne présentant aucune altération, aucune trace de cicatrice ou d'atrophie. — Dans les régions cutanées atteintes, les fonctions de la peau ne sont pas en général troublées, la sécrétion sudorale s'y fait normalement, toutefois dans les parties couvertes de poils, ceux-ci sont souvent altérés : le poil devient tout blanc et tombe. On observe dans le vitiligo des plaques alopéciques rappelant les plaques peladiques. — On voit *a priori* l'importance qu'il y a, en présence d'une plaque alopécique, de toujours examiner si le vitiligo n'en pourrait pas être la cause: car, tout d'abord, la pelade est contagieuse, le vitiligo ne l'est pas ; et en second lieu, le pronostic est différent avec l'une ou l'autre cause d'alopécie. La pelade est de longue durée, mais guérit généralement, tandis que le vitiligo est une affection à peu près incurable.

On a pu noter des troubles de la sensibilité au niveau des taches ; mais, outre que la sensibilité y reste le plus souvent normale, l'anesthésie qu'on y peut observer est très inégalement et très irrégulièrement répartie ; elle n'a aucun rapport constant avec les zones blanches ou les zones brunes.

Anatomie pathologique. — Les lésions du vitiligo sont presque toujours symétriques ; mais cette symétrie n'est pas absolue, au point que les taches hyperpigmentées et les taches dépigmentées, développées sur les deux moitiés du corps, puissent être superposées.

Le vitiligo a trois régions où il siège de préférence : le cou et la partie adjacente des joues, les organes génitaux et le dos des mains. C'est le plus souvent en ces régions qu'il débute pour s'étendre dans la suite et se généraliser plus ou moins complètement.

Etiologie. -- Cette maladie, se développant sans douleur, sans troubles fonctionnels concomitants, reste le plus souvent ignorée de ceux qui en sont atteints. Les malades ne viennent consulter que dans le cas où l'affection siège en des parties découvertes (cou, mains) et constitue alors une véritable difformité cutanée.

Le praticien n'en pourrait d'ailleurs tenir aucun compte, si elle n'était le plus souvent l'indice d'une affection nerveuse. On rencontre le vitiligo au cours d'un grand nombre d'affections nerveuses, et le professeur Leloir a pu dire qu'il était « une dermatonévrose indicatrice ou révélatrice ».

Les maladies du système nerveux au cours desquelles le vitiligo se montre sont des plus variées.

Tantôt ce sont des lésions des nerfs périphériques, rentrant dans ce groupe quelque peu vague et discutable des névrites périphériques ou encore des névralgies ou des traumatismes des nerfs.

Parmi les affections des centres nerveux, le tabès et la syringomyélie occupent la première place.

Citons encore l'aliénation mentale, des névroses diverses et en particulier le goitre exophtalmique, où les troubles trophiques de la peau ne sont pas rares.

Enfin le vitiligo se rencontre chez des sujets qui ne sont atteints d'aucune affection nerveuse définie, mais qui sont des « névropathes », des prédisposés aux affections nerveuses.

Le vitiligo est souvent une sorte de symptôme révélateur. Il est un de ces signes permettant de prévoir le début d'une affection nerveuse. Dans le tabès, par exemple, il apparaît souvent parmi les premiers signes, alors que la maladie n'est pas déclarée, qu'on note à peine quelques troubles oculaires, quelques troubles de la miction, qu'on constate l'absence de réflexe rotulien, etc.

Certains auteurs ont cité des cas de vitiligo au cours de la maladie d'ADDISON. Mais ces faits ne sont pas nettement démontrés.

DIAGNOSTIC. — Le diagnostic du vitiligo est généralement facile :

Dans la *leucodermie*, il n'y a pas d'hyperpigmentation des téguments; on ne trouve que de l'achromie.

Dans la *maladie d'Addison*, c'est l'inverse, la peau présente de l'hyperpigmentation, mais pas de taches décolorées. De plus, les muqueuses elles aussi sont pigmentées. Enfin, l'état cachectique caractéristique et les phénomènes généraux qui accompagnent cette maladie en assurent le diagnostic.

On a pu confondre les taches de la *lèpre tropho-neurotique* ou *systématisée nerveuse* avec le vitiligo. Mais tout d'abord la lèpre ne s'observe que dans certains pays ou sur des gens ayant habité des endroits où elle sévit ; d'autre part, les lépides ne sont pas nettement limitées comme les taches du vitiligo ; de plus, on trouve presque toujours au niveau des téguments d'autres indices de lèpre : tubercules-lépreux, signes de névrite lépreuse, etc. ; enfin, dans la lèpre, les troubles de la sensibilité sont toujours très accusés.

La *syphilide pigmentaire* a un aspect absolument caractéristique. Le professeur FOURNIER la compare à une dentelle qui couvrirait la nuque, son siège constant. Elle donne en effet l'illusion d'un filet de couleur brunâtre enfermant dans ses mailles des aires de peau, restée saine et de couleur normale, comme on peut s'en rendre compte en comparant les téguments des régions voisines. On n'a donc pas ici d'achromie, comme dans le vitiligo. Toutefois, au point de vue pathogénique, on a pu rapprocher la syphilide pigmentaire du vitiligo et en faire deux lésions également en rapport avec l'état plus ou moins névropathique du sujet.

On ne confondra évidemment pas les taches de vitiligo avec les *éphélides* ou encore avec le *masque des femmes enceintes* ou *chloasma*, dont les caractères sont nettement tranchés.

Quant au *pityriasis versicolor*, son siège presque constant à la face antéro-supérieure de la poitrine, la possibilité d'obtenir par grattage avec l'ongle le « copeau épidermique » caractéristique, sont des signes suffisants pour le reconnaître immédiatement.

Pronostic. — Le vitiligo est une maladie susceptible de s'étendre de plus en plus aux régions voisines. Toutefois il peut céder à un traitement approprié ou tout au moins diminuer d'intensité; mais, bien souvent, le traitement, même prolongé, n'a aucun effet.

Traitement. — 1° *Traitement local.* — Il reste toujours sans résultat. On ne doit vraiment y avoir recours que dans les cas où une alopécie plus ou moins étendue est imputable au vitiligo. Dans ce cas, on fera appel au traitement ordinaire des plaques peladiques, c'est-à-dire application de teinture de cantharides ou de toute autre substance excitante et en particulier l'acide acétique cristallisé dissous dans l'éther, à la dose de 1 à 2 pour 50.

2° *Traitement général.* — Il s'adressera à l'état névropathique du sujet et, s'il y a lieu, à l'affection du système nerveux central ou périphérique, dont le vitiligo sera le signe. — En l'absence de toute lésion du système nerveux, on aura recours aux médicaments nervins ordinaires : bromures, préparations de valériane, hydrothérapie, électrisation par les courants continus, bains électriques, etc...

II. — MALADIE DE DUHRING

Définition. — La maladie de Duhring est une affection bulleuse. Mais quelle affection bulleuse?

Division. — Brocq divise de la manière suivante les affections bulleuses de la peau ou pemphigus :

I) *Affections bien définies dans lesquelles l'éruption bulleuse n'est qu'un épiphénomène, qu'un accident de la maladie :* pemphigus trophique, lépreux, syphilitique; éruptions bulleuses de la gale, etc.

II) *Affections dans lesquelles l'éruption bulleuse est le phénomène capital ou tout au moins l'un des phénomènes capitaux :*

1° Affections qui ne sont pas d'ordinaires bulleuses, mais qui prennent cet aspect sous l'influence de certaines causes encore inconnues :

Eczéma à grosses vésicules.

Urticaire bulleuse.

Érythème polymorphe bulleux.

Éruptions bulleuses artificielles ;

2°. *Dermatoses qui, d'après la majorité des auteurs, sont vraiment dignes du nom de pemphigus :*

A) *Pemphigus aigu :*

Pemphigus aigu fébrile grave,

Pemphigus aigu épidémique des nouveau-nés et peut-être des adultes.

B) *Pemphigus chronique.*

Pemphigus chronique vrai.

Pemphigus végétant de Neumann.

Pemphigus foliacé vrai.

Pemphigus héréditaire.

Pemphigus successif à kystes épidermiques.

Pemphigus des hystériques.

D'après Leredde, cette classification doit être simplifiée.

D'abord, ne méritent le nom de *pemphigus* que les affections de la 2e classe du groupe II.

Dans cette classe, une sélection doit encore être opérée, toujours d'après Leredde :

Le pemphigus aigu fébrile grave n'est qu'une

(1) Leredde, *la Maladie de Duhring* (*Gazette des hôpitaux*, 26 mars 1898), et Hallopeau et Leredde, *Traité de Dermatologie*. Paris, 1899.

forme d'érythème toxi-infectieux. Le pemphigus aigu épidémique est une forme d'impétigo.

Le pemphigus héréditaire et le pemphigus successif à kystes épidermiques sont une seule et même maladie : la *dermatite bulleuse congénitale* (VIDAL, E. BESNIER, BROCQ, HALLOPEAU, GOLDSCHREDER, KŒBNER, etc.).

Le pemphigus des hystériques est un trouble trophique.

Aussi ne resterait-il dans le cadre du pemphigus vrai que :

Pemphigus chronique vrai ;

Pemphigus végétant ;

Pemphigus foliacé,

types d'étiologie incertaine, mais distincts cliniquement.

De ces types de pemphigus on a isolé aujourd'hui, à la suite de DUHRING (1884), une affection spéciale, à laquelle BROCQ a assigné (1888) les grands caractères suivants : bénignité, prurit, sensations douloureuses, récidives habituelles, polymorphie. Il va sans dire que la lésion élémentaire en est la bulle. C'est à cette affection bulleuse, séparée des pemphigus par DUHRING, qu'on a donné le nom de *maladie de Duhring*. LEREDDE fait rentrer dès maintenant dans le cadre de la maladie de DUHRING la dermatite pustuleuse et végétante en foyers, à progression excentrique de HALLOPEAU et le pemphigus végétant de NEUMANN. Il appuie sa classification sur les caractères anatomo-pathologiques identiques de ces affections.

Étiologie. — Mal connue. Influence considérable des émotions morales. Rôle relatif du surmenage physique. Fréquence de développement pendant la grossesse.

Symptomatologie. — 1° *Début* : troubles généraux, fièvre pouvant atteindre 39°, faiblesse, dépression nerveuse. Puis développement des signes objectifs.

2° *Signes objectifs*. — Ils peuvent être de divers ordres.

a) *Lésions érythémateuses*. — Elles ne diffèrent en rien de celles de l'érythème multiforme, mais n'ont pas les localisations habituelles de celui-ci : dos des mains, cou, et s'accompagnent de sensations subjectives beaucoup plus intenses.

On peut observer des papules, des lésions urticariennes, des nouures analogues à celles de l'érythème noueux, des œdèmes mal limités, légèrement rosés, assez analogues à une plaque érysipélateuse.

b) *Lésions vésiculeuses*. — Les vésicules se forment entre les cellules du corps muqueux et ne deviennent que tardivement superficielles. Aussi est-il probable qu'elles jouent un rôle dans les sensations de cuisson et de prurit.

Souvent elles ne sont visibles qu'au microscope.

Elles sont associées ou non aux lésions érythémateuses.

Elles peuvent se grouper en bouquets analogues

à ceux de l'herpès; de là le nom de *dermatite herpétiforme*, donné par DUHRING à la maladie.

Le contenu des vésicules est séreux, incolore ou citrin, quelquefois teinté de sang ou même hémorrhagique.

c) *Lésions bulleuses.* – Elles naissent par confluence de plusieurs vésicules ou primitivement. Elles diffèrent des vésicules par leur volume plus considérable, qui dépasse parfois celui d'un œuf de poule.

Tendres au début, elles deviennent plus tard flasques, le liquide se résorbant, ou bien elles crèvent sous la poussée du liquide, qui peut aussi être sanguinolent.

d) *Lésions purpuriques.* — Plus rares que les précédentes, elles s'observent surtout aux membres inférieurs.

e) *Terminaison des lésions fondamentales.*— L'érythème, les vésicules peuvent s'effacer en ne laissant pour traces qu'une certaine pigmentation ou de la desquamation. Mais il est plus fréquent de voir survenir des complications.

COMPLICATIONS CUTANÉES. — *a*) *Transformation purulente des éléments.* — Les vésicules, les bulles ne sont jamais purulentes d'emblée, mais toujours secondairement.

Une fois infectée, la vésicule évolue différemment suivant son siège, l'état général du malade et la virulence du microbe infectant. Aussi, pourra-t-il se faire une ulcération passagère, avec cicatrice consécutive, ou bien l'évolution se fera, vers l'impétigo ou l'ecthyma. La confluence des éléments peut amener des lésions ulcéreuses de très grande étendue.

b) *Exulcérations.* — Elles résultent du processus que nous venons d'indiquer; elles sont presque toujours superficielles.

c) *Croûtes.*

d) *Furoncles, lymphangites, adénopathies.*

e) *Lichénifications* et *épaississements de la peau, végétations, kératodermie.* — Il s'agit d'infiltrations tégumentaires, parfois considérables, analogues à celles qu'on observe à la suite de certains vieux eczémas.

f) *Cicatrices pigmentaires.* — Il peut y avoir des pigmentations, non seulement au niveau des cicatrices, mais encore au niveau de toute la surface du corps; c'est une véritable mélanodermie, qui s'explique par le grattage, mais à laquelle contribue l'état anatomique du sang, comme chez les phtiriasiques pigmentés.

g) *Muqueuses.* — Les muqueuses buccales et nasales sont fréquemment le siège de vésicules, de bulles dont l'ouverture amène la formation d'exulcérations.

Les poussées diarrhéiques ont été expliquées par la formation de bulles dans l'intestin.

3° *Signes subjectifs.* — Ils précèdent souvent l'éruption, s'exaspèrent au moment des poussées.

Le plus important est le *prurit*, le plus souvent généralisé; il se trouve en des régions qui paraissent saines, par exemple : la plante des pieds, la paume des mains et, pour LEREDDE, révèle, non un trouble nerveux, mais des altérations cutanées non apparentes. Au prurit, s'adjoignent des sensations de *brûlure*, de chaleur et d'ardeur des téguments, de piqûres d'abeilles, de picotements, de fourmillements, de cuisson, etc.

4° *Signes généraux. — Evolution.* La maladie évolue par poussées paroxystiques, qui durent de quelques jours à plusieurs mois et sont séparées par des intervalles de guérison apparente, de durée très variable.

Des phénomènes généraux accompagnent les poussées : poussées *fébriles*, s'élevant à 38° ou 38°5 ; crises de diarrhée ; *oligurie ; diminution de l'urée* et de l'acide urique qui contrastent avec la conservation de l'appétit (BESNIER).

Albuminurie assez commune. Dans un cas de WICKHAM, dit LEREDDE, la maladie de DUHRING offrit une forme aiguë et survint au cours d'une néphrite interstitielle terminée par urémie pendant l'évolution de la dermatose. Dans certains cas, il y eut glycosurie.

La maladie dure de 6 mois à 15 ou 20 ans.

Elle se termine par la guérison complète ou par le passage à l'état chronique. La mort survient assez fréquemment, surtout chez le vieillard. La fréquence de la tuberculose est grande.

FORMES. — 1° *Forme aiguë.* — Eruption intense d'érythème polymorphe, accompagnée de vésicules et de bulles, durant plusieurs semaines et procédant par multiples poussées. Prurit intense, localisation irrégulière, qui la distinguent de l'érythème multiforme ordinaire.

2° *Forme gravidique.* — L'affection paraît à une époque quelconque de la grossesse, sauf au premier mois et quelquefois seulement après l'accouchement. Les lésions cutanées se généralisent et ont souvent une très grande intensité, surtout au moment de l'accouchement.

La guérison se fait en un laps de temps qui varie de quelques semaines à plusieurs mois, mais la maladie peut persister.

Récidive à chaque grossesse. Avortement. Mort de l'enfant dans les premiers jours qui suivent la naissance.

3° *Forme infantile.* — *Hydron-puerorum* de Unna.

Début dans le jeune âge. — Rechutes continuelles pendant l'enfance. Douleurs plutôt que prurit. Accès très aigus, affaiblissement des accès au moment de la puberté. — Disparition à l'âge adulte. — Limitation au sexe masculin.

Diagnostic. — L'*eczéma* accompagné de grosses vésicules se distingue facilement par l'absence de lésions de grattage. Malgré le prurit, les eczémateux n'en offrent jamais, à moins que le prurit ne soit dû à d'autres causes que l'eczéma, telles que phtiriase, gale ; c'est un signe sur lequel insiste beaucoup Tenneson.

L'érythème polymorphe se juge par l'évolution.

Dans le *lichen plan bulleux,* il existe, en dehors des bulles, des lésions de lichen plan caractéristiques.

La *dermatite pustuleuse et végétante chronique* en foyers à progression concentrique de HALLOPEAU est une affection limitée à certaines régions.

Le *pemphigus végétant de* NEUMANN, très voisin du précédent, mais généralisé à toute la peau, se distingue par les saillies végétantes qui surviennent à l'ouverture des bulles.

L'*impetigo herpétiforme* survient chez la femme enceinte; dans les aines apparaissent de nombreuses pustules, qui donnent lieu à des ulcérations, autour desquelles paraissent de nouvelles pustules. La mort est la règle.

ANATOMIE PATHOLOGIQUE. — 1° *Lésions de la peau.* — Dans le derme : œdème prononcé du tissu conjonctif, autour des vaisseaux papillaires et sous-papillaires dilatés; amas cellulaires périvasculaires, quelquefois *plasmazellen.* Les polynucléaires ne se trouvent dans les vaisseaux ou en dehors d'eux que lorsque les vésicules et les bulles superficielles sont arrivées à la suppuration.

UNNA pense qu'on n'observe jamais de diapédèse, mais la présence d'éosinophiles montre le contraire. (LEREDDE.)

Quelques globules rouges sortis des vaisseaux;

l'exagération de cette lésion explique les formes hémorragiques de la maladie. Cellules pigmentaires dans la région papillaire.

Dans l'épiderme, éosinophiles excrétées par la peau, vésicules.

Les vésicules naissent dans les couches profondes de l'épiderme et s'élèvent peu à peu; elles sont formées entre les cellules du corps muqueux qu'elles écartent; sur leurs bords, celles-ci s'aplatissent, s'emplissent de kératohyaline, puis deviennent cornées avec des noyaux plats. Elles contiennent du sérum, de la fibrine et des globules blancs, qui sont en majeure partie des éosinophiles, 33-95 p. 100.

Leredde fait de l'éosinophilie un caractère très important de la dermatite de Duhring.

2° *Lésions du sang.* — L'excrétion d'éosinophiles par la peau peut être rattachée à une lésion sanguine constante.

En effet, chez l'homme sain, sur 100 globules blancs on trouve environ 65 polynucléaires, 34 mononucléaires et 1 à 2 éosinophiles. Au delà de 5 pour 100, l'éosinophilie prend une réelle importance pathologique. D'après Leredde, la maladie de Duhring serait la seule affection où cette lésion serait constante. Dans la lèpre, elle est fréquente, mais non constante.

3° *Lésions rénales.* — Elles paraissent assez communes dans la maladie.

Pathogénie. — On a incriminé fréquemment les

lésions nerveuses, mais sans raisons notoires.

Les lésions sanguines paraissent dominer la pathogénie. La diminution de la toxicité urinaire, la diminution du taux de l'urée révèlent encore des troubles importants de nutrition. Ce trouble de nutrition prend naissance dans une intoxication quelconque, peut-être d'origine microbienne Cette hypothèse n'a rien d'invraisemblable, attendu qu'on voit des accidents cutanés analogues dans la syphilis et la lèpre et que la production d'éosinophiles accompagne constamment les réactions cellulaires dans la phagacytose.

Traitement. — Purement hygiénique. Soins externes locaux.

III. — KÉRATOSE PILAIRE

Synonymie. — *Xérodermie pilaire, lichen pilaire, ichtyose folliculaire* ou *ansérine*, etc.

Définition. — Petites papules blanches ou rouges, circumpilaires, qu'on trouve surtout à la partie postérieure ou externe des membres, des bras en particulier. La maladie mérite, disent avec raison Brocq et Jacquet, d'être étudiée séparément aux membres, à la face et au cuir chevelu.

1. — Kératose pilaire du tronc et des membres.

Symptomatologie. — Siège de prédilection : face postérieure des bras.

Autres lieux d'élection de la kératose : régions

externes et postérieures des cuisses, mollets, bas des jambes, etc.

Saillies comme une tête d'épingle au niveau d'un follicule dont le poil est souvent enroulé ou atrophié. Couleur : blanc grisâtre ou noirâtre parfois rouge vif (kératose pilaire rouge). — Squame sèche au sommet, fréquente, d'où sensation râpeuse au toucher.

Quand les papules circumpilaires sont très colorées et très voisines, la peau intermédiaire est aussi fréquemment rouge.

Il existe en plus.

a) des éléments incomplets avortés, simple tache érythémateuse circumpilaire, revêtant parfois l'aspect de petites dépressions.

b) des éléments en voie de disparition affaissés, à centre d'un blanc mat, à périphérie rosée.

c) des éléments dont l'évolution est achevée et qui n'existent plus qu'à l'état de vestiges, semblables à des cicatrices punctiformes.

L'évolution naturelle de l'affection est l'atrophie complète et cicatricielle du follicule pileux. Aussi, les individus âgés ne présentent-ils presque plus de papules caractéristiques, quoique réellement kératosiques. Avant de nier la kératose, il faut rechercher les petites cicatrices et l'alopécie à la face postérieure des bras.

2. — Kératose pilaire de la face.

Symptomatologie. — Étant donnée l'abondance

des follicules pileux de la face, les papules de la kératose y sont extrêmement nombreuses et serrées ; mais elles sont beaucoup plus petites qu'aux membres ; elles sont minuscules ; les phénomènes congestifs péripapuleux sont beaucoup plus marqués ; les atrophies folliculaires et dermiques consécutives à l'évolution de l'affection sont beaucoup plus considérables.

Parfois l'affection semble débuter d'emblée par de la rougeur érythémateuse. A la période d'état, ce sont des plaques rouges, dont la teinte s'efface par la pression du doigt. Celles-ci sont criblées de toutes petites élevures, de la grosseur d'une tête d'aiguille, plus rarement de la grosseur d'une tête d'épingle, fort serrées les unes contre les autres et formant un granité blanchâtre sur fond rouge.

A la longue, y apparaissent de toutes petites taches d'un blanc mat, soit punctiformes, soit sinueuses, d'aspect cicatriciel, ne présentant plus ni papules, ni poils.

Lieux d'élection : les sourcils, où les deux tiers externes des poils sont tombés ; — les parties latérales des joues, où elle forme deux bandes d'ordinaire assez irrégulières : l'une préauriculaire, verticale, allant de la tempe à l'angle de la mâchoire, l'autre oblique, partant de la pommette et se dirigeant en arrière vers l'angle de la mâchoire où elle rejoint la première ; le front au-dessus du 1/3 interne des sourcils ; l'espace intersourcilier ; partie supérieure et médiane du menton ; les oreilles.

3. — Kératose pilaire du cuir chevelu.

Symptomatologie. — Plusieurs ordres de lésions :

1° Poils grêles, frisottants, annelés, entourés à leur émergence d'une petite saillie rouge miliaire de kératose pilaire ;

2° Alopécie en clairières irrégulières, avec tendance à l'atrophie cicatricielle du cuir chevelu ;

3° Processus morbide dépilant cicatriciel, très marqué, mais plus circonscrit que dans le cas précédent ;

4° Processus cicatriciel minime, sans papules circumpilaires visibles au cuir chevelu, mais alopécie en clairières ; kératose pilaire ailleurs.

Évolution. — Début, au tronc, vers l'âge de 2 à 5 ans ; à la face, entre 3 et 15 ans. Tendance à l'atrophie des poils.

Anatomie pathologique. — La *lésion anatomique* est une inflammation lente périfolliculaire, qui amène peu à peu l'atrophie du follicule et des glandes sébacéo-pilaires.

Étiologie. — Très fréquente, chez les strumeux, l'affection peut se transmettre par hérédité. Elle est très commune : 60 à 80 sur 100 personnes. La kératose pilaire de la face est beaucoup moins commune.

Traitement. — *Traitement général.* — Huile de foie de morue en hiver. Arséniate de soude en été. Pilocarpine.

2° *Traitement local.* — Savonnages fréquents, suivis d'application de pommades salicylées ou à l'acide tartrique.

Bains de vapeur, de glycérine, de lin, de sel.

Frictions avec le mélange suivant :

Savon mou de potasse..................		50 gr.
Ichtyol............................		
Acide salicylique....................	aâ	5 —
Résorcine...........................		

Au besoin, préparations cadiques et mercurielles combinées.

Lorsqu'on a fait desquamer la plaie par ces moyens, on calme l'irritation par des applications de glycérolé d'amidon.

Contre les alopécies de la kératose pilaire, prescrire :

Souffre précipité..........................	2 gr.
Résorcine..................................	4 —
Vaseline...................................	20 —

IV. — LICHEN

GAUCHER et BARBE(1) distinguent deux catégories de lichen : le lichen simplex et le lichen ruber planus. A leur exemple, nous les décrirons séparément.

1. — Lichen simplex.

DÉFINITION. — Éruptions de papules agglomérées sans ordre, siégeant de préférence aux avant-

(1) GAUCHER et BARBE, *Traité de médecine* de BROUARDEL et GILBERT. Paris. 1897, tome III, *Maladies de la peau.*

bras, dos des mains, cou, épaules, partie postéro-externe des jambes, face interne des cuisses.

ÉTIOLOGIE. — L'étiologie du lichen simplex est très obscure; on a coutume d'invoquer les mêmes causes diathésiques que pour l'eczéma.

FORMES CLINIQUES. — Il y en a deux formes : la *forme aiguë* et la *forme chronique*.

Lichen simplex aigu. — Petites papules rouges, dures, très démangeantes surtout à la chaleur du lit, souvent excoriées à leur sommet et y présentant dès lors une petite croûtelle brunâtre.

L'éruption évolue en trois ou quatre jours et se termine par une légère desquamation; malheureusement, il se fait des poussées successives de papules, qui prolongent la maladie de plusieurs semaines.

Lichen simplex chronique. — C'est la forme précédente prolongée; de plus, les papules se réunissent en plaques plus ou moins étendues.

TRAITEMENT. — Il sera analogue à celui de l'eczéma : même régime, mêmes applications émollientes au début.

Par la suite, conseiller les pommades salicylées et l'huile de cade.

2. — Lichen ruber planus.

DÉFINITION. — Le lichen plan ou *lichen de Wilson* est constitué par des papules dures sèches, d'un rouge vif ou d'un rouge jaunâtre, carrées, brillantes, aplaties et légèrement déprimées au centre, tantôt isolées, tantôt groupées sous formes de plaques.

Symptomatologie. — Ces papules se développent de préférence à la face antérieure des avant-bras et des poignets, à la face antéro-externe des jambes, aux cuisses, sur les régions lombaires, à l'abdomen, au cou, sur les organes génitaux; il est moins fréquent aux mains et aux pieds. L'éruption est ou discrète, ou diffuse, ou circinée.

Le tout s'accompagne de démangeaisons extrêmement vives; les ongles sont usés et polis par le grattage.

Les muqueuses, surtout celles de la bouche et du gland, peuvent être atteintes. Les papules buccales sont certainement blanches; celles du gland sont surtout remarquables par leur état luisant.

Évolution. — L'évolution est extrêmement lente, mais il y a cheminement progressif vers la guérison.

Traitement. — Il est nul. L'hydrothérapie et les traitements antinévropathiques seront les plus convenables.

V. — PSORIASIS

Définition. — On ne peut donner du psoriasis qu'une définition clinique; c'est-à-dire que cette maladie n'est un type dermatologique distinct que grâce à l'ensemble de ses caractères cliniques. Cette affection n'a, en effet, ni caractéristique étiologique, ni caractéristique histologique; mais les lésions qu'elle engendre ont une forme, une marche, absolument particulières. On peut dire que le psoriasis est une dermatose, caractérisée par la production de squames blanches, reposant sur un fond rouge, saignant facilement : dermatose squameuse, essentiellement chronique, dont les poussées éruptives se succèdent généralement pendant toute l'existence du malade, en dépit de tout traitement, avec des périodes d'accalmie de durée plus ou moins longue.

Description clinique. — La plaque psoriasique comprend deux éléments : une squame et une tache ou papule congestive.

Si l'on a affaire à un petit élément, la squame est blanche, mince, facilement détachée par l'ongle.

Si l'élément est large, la squame reste blanche et brillante, quand ses dimensions sont considérables. Mais si elle borde seulement un large élément, elle est alors opaque et rappelle comme aspect le plâtre ou le blanc d'Espagne.

Quand il y a fusion de plusieurs éléments, il en résulte des fissures et des fentes plus ou moins profondes qui entament la squame et peuvent aller jusqu'au derme, sans toutefois jamais le léser.

Il n'y a pas de psoriasis sans squames; les plaques non squameuses sont des plaques décapées par le traitement ou en voie de régression (Tenneson). — Kaposi fait remarquer toutefois qu'au début des poussées éruptives on peut observer des taches qui ne sont pas encore squameuses, mais cet état ne dure que quelques heures.

Lorsque l'on enlève la squame épaisse ou mince, d'un coup d'ongle, on trouve toujours dessous une surface épidermique congestionnée, de coloration rouge vif ou rouge brunâtre. Ce peut n'être qu'une simple *tache*, de niveau avec les parties voisines ou une légère saillie constituant une véritable *papule*. — La congestion y est assez intense pour que le moindre grattage fasse sourdre à travers les pores de fines gouttelettes de sang. — Le bord des taches ou des papules est net, tranchant. Il y a transition brusque entre les parties malades et la peau saine. Ce bord n'est jamais surélevé, il ne forme jamais bourrelet. — Quand l'élément est papuleux, la papule s'affaisse en pente douce à 2 ou 3 millimètres de sa circonférence.

L'élément primitif de l'éruption psoriasique ainsi constitué : squame et papule ou tache, possède un caractère très important au point de vue diagnostic ; à savoir : la base en est toujours souple ; jamais on n'y observe d'induration ou d'épaississement, en un mot : *pas de traces de néoplasie dermique.*

Les plaques anciennes peuvent s'accompagner d'infiltration du derme, qui devient dur, très épaissi. Cet état lichénoïde rétrocède quand la poussée éruptive prend fin. On peut observer aussi à la surface de ces plaques des saillies verruqueuses et papillomateuses, qu'il ne faudra pas confondre avec des épithéliomas développés au niveau de lésions psoriasiques.

Les aspects et les formes sous lesquels peuvent se présenter les éléments éruptifs sont très variables. Chez tel malade, on trouve de tout petits éléments arrondis, disséminés d'une façon plus ou moins uniforme sur de grandes surfaces cutanées. On dirait, vu la blancheur des squames, des taches de bougie que l'on a répandues çà et là à la surface de la peau (*psoriasis guttata*).

Le plus souvent les éléments ne gardent pas de petites dimensions ; ils s'étendent, se fusionnent avec les éléments voisins; on a alors de véritables placards variant de la dimension d'une pièce de 1 franc à celle d'une pièce de cinq francs, voire à la largeur de la paume de la main.

Ces placards sont de forme arrondie ou allongée. Ils peuvent être irréguliers, à contours polycycliques.

Les éléments de petites dimensions se disposent parfois en anneaux ; ils forment des cercles plus ou moins réguliers, dont le diamètre peut égaler celui d'une pièce de cinq francs.

Le développement de l'élément est lent et progressif. Quand il apparaît, il n'est pas d'abord plus large qu'une tête d'épingle; puis, petit à petit, il grandit, s'étale, s'unit aux éléments voisins. De cette fusion naissent les placards.

Quand l'élément va entrer en régression pour finalement disparaître, il commence par ne plus desquamer ; la tache prend une teinte rouge terne, fauve, et laisse, enfin, à sa place une macule pigmentaire qui subsiste plus ou moins longtemps, mais finit elle-même par disparaître. Jamais on n'observe de cicatrice, ni de macule atrophique, là où a siégé une lésion psoriasique.

Les lésions du psoriasis ne s'accompagnent jamais de démangeaisons. Si on en observe, elles sont dues à ce que la peau a été irritée au niveau des plaques, par une cause externe.

Le psoriasis a des sièges de prédilection. Il débute le plus souvent et se rencontre surtout aux sommet des coudes et des genoux. La face antérieure de la jambe, la région fessière, le tronc sont fréquemment atteints. Au cuir chevelu, on observe des disques plus ou moins larges, qui peuvent déborder sur le front. — Mais il faut bien savoir que ces sièges de prédilection (coudes, genoux, cuir chevelu, etc...) sont loin d'être constants. Ils peuvent dans certains cas être absolument respectés. — On peut observer par contre des lésions à la face, à la paume des mains, à la plante des pieds, qui sont généralement indemnes. Ces régions peuvent même, dans certaines formes atypiques, être seules atteintes.

Les divers territoires cutanés sont le plus ordinairement atteints à des degrés divers. — Dans les cas anciens et non traités, toute la peau peut être envahie.

Pour le psoriasis, comme pour l'eczéma, la tendance à la symétrie est manifeste. (TENNESON.)

Les ongles peuvent participer aux altérations de la peau : ils sont alors épaissis et irréguliers; la coupe de leur tissu rappelle l'aspect de la moelle de jonc.

Les muqueuses sont respectées par le psoriasis. Tous les dermatologistes sont d'accord sur ce point. Le *psoriasis lingual* de BAZIN, décrit aujourd'hui sous le nom de *leucoplasie bucco-linguale,* n'a rien à faire avec le psoriasis cutané.

Des manifestations articulaires accompagnent parfois les lésions cutanées du psoriasis. La fréquence serait de 5 pour 100, d'après BESNIER. Ces phénomènes varient depuis l'arthralgie jusqu'aux arthropathies les plus graves. — Ces dernières se rapprochent parfois du type du rhumatisme noueux ou se généralisent, en affectant le type de rhumatisme osseux, ou celui de rhumatisme fibreux.

Les viscères des psoriasiques sont indemnes de lésions en rapport avec l'affection cutanée. Toutefois, HARDY a signalé la fréquence du cancer viscéral chez ces malades.

MARCHE DE LA MALADIE. — Le psoriasis agit par poussées, qui se succèdent à des intervalles très variables.

Les premières atteintes sont généralement très peu intenses. Pendant plusieurs années, l'affection peut se borner à quelques plaques. C'est dans la suite seulement qu'elle se généralise plus ou moins.

Parfois au contraire l'affection se généralise dès la première poussée.

Les écarts de régime, les excès alcooliques en particulier, la ménopause sont regardés comme susceptibles de favoriser la réapparition des plaques.

Pendant les intervalles de répit, la peau peut reprendre son aspect normal, « se blanchir ». — Mais l'intervalle peut être très court, ou ne pas exister même, deux poussées étant subintrantes.

Le psoriasis est considéré comme incurable, en ce sens qu'en dépit du traitement les lésions reparaissent, un jour ou l'autre, avec une nouvelle poussée.

Complications. — Les épithéliomas que l'on observe parfois à la surface des placards psoriasiques doivent être considérés comme des complications possibles. En général, l'éruption psoriasique ne s'accompagne à son début d'aucun phénomène d'ordre général.

Par suite, la fièvre et les phénomènes gastro-intestinaux, qui ont pu être notés, sont des complications.

On a parfois, mais bien rarement, observé des poussées d'inflammation généralisée de la peau, avec rougeur intense, exfoliation abondante, chute des cheveux et des ongles, phénomènes généraux graves.

Etiologie. — Il est exceptionnel que le psoriasis fasse son apparition pendant l'âge adulte;

en général il débute dans l'adolescence ou dans l'enfance.

L'homme est plus souvent atteint que la femme.

La seule cause vraiment admissible est l'*hérédité*, soit directe, soit collatérale. Elle n'est pas fatale, mais très fréquente.

PATHOGÉNIE. — La cause du psoriasis est inconnue. Les théories les plus diverses ont été émises sur la nature de cette maladie.

BAZIN en faisait une affection diathésique, relevant de l'arthritisme ou de l'herpétisme, suivant les cas. — Le psoriasis arthritique de BAZIN est aujourd'hui rangé dans les eczémas. — Quant à son psoriasis herpétique, il est loin de s'accompagner toujours nettement de manifestations diathésiques.

LANG, ECKLUND, WOLF ont décrit des parasites divers trouvés dans les squames; mais les expériences de transmission du psoriasis aux animaux sont trop contestables, et, en dépit du cas de UNNA, la contagion est trop peu démontrée pour que l'on puisse admettre la théorie parasitaire du psoriasis.

La théorie la plus admissible est la théorie de BESNIER, de BOURDILLON, de BRISSAUD, qui fait du psoriasis une maladie d'origine nerveuse. En effet, la symétrie des lésions, la coexistence fréquente de troubles nerveux divers, la présence d'arthropathies analogues aux arthropathies d'origine nerveuse sont autant de faits en faveur de la théorie nerveuse, qui a de plus l'avantage d'expliquer en partie la cause fréquente du psoriasis, l'hérédité.

Anatomie pathologique. — La squame est formée de lames cornées stratifiées.

La tache congestive est due à la dilatation des petits vaisseaux du derme, surtout de ceux de la couche papillaire. Il y a en même temps infiltration de jeunes cellules prédominante autour des vaisseaux, et hypertrophie du réseau de Malpighi.

Diagnostic. — L'*eczéma*, et en particulier l'eczéma séborrhéique, peut ressembler au psoriasis. Mais les squames de l'eczéma sont grasses, au lieu d'être brillantes et sèches. La peau de la tache psoriasique est vernissée et saigne facilement, ce qui n'a pas lieu pour l'eczéma. La marche des deux maladies est différente : l'eczéma n'a pas tendance à récidiver, comme le psoriasis.

Les *syphilides papuleuses psoriasiformes* seront reconnues à leur base indurée et infiltrée. La papule psoriasiforme n'a pas de base indurée.

Dans le *lupus vulgaire*, on peut trouver de grands placards, qui peuvent faire hésiter. Mais leur longue durée, l'adhérence des squames, les autres lésions lupiques permettront de faire le diagnostic.

Les squames de *lupus érythémateux* sont également plus adhérentes et plus grisâtres.

Dans le *pityriasis rubra pilaire*, les squames sont également très adhérentes ; de plus, elles sont peu étendues, cornées. Leur siège de prédilection aux mains aidera aussi à les reconnaître.

Les lésions du *lichen de Wilson* peuvent rappeler le psoriasis guttata. Mais les squames n'y sont pas blanches et sont adhérentes ; de plus, les lésions s'accompagnent d'un prurit intense.

Traitement. — 1° *Traitement interne*. — Il semble ici sans effet. — Il est reconnu que l'arsenic n'agit pas dans le psoriasis. Quant à l'iodure de potassium, préconisé par Haslund, son action est problématique.

2° *Traitement externe*. — L'emploi de moyens externes doit uniquement constituer le traitement.

L'*huile de cade* est un bon moyen. Mais elle est très désagréable à employer. Elle sent très mauvais, et tache le linge, de plus elle irrite facilement les téguments.

L'emploi méthodique de l'acide *chrysophanique* et de la *chrysarobine* est un moyen excellent. Mais cet agent irrite la peau et l'on doit prendre garde aux accidents généraux, parfois sérieux, qu'il peut provoquer.

On peut employer l'*acide pyrogallique*, mais lui aussi est irritant et toxique.

Le naphtol agit bien sur les vastes placards.

Sur les placards bien limités, la teinture d'iode, les applications de savon noir, les pommades à l'acide salicylique peuvent suffire.

L'usage répété de bains savonneux complétera le traitement.

L'emploi de la calotte de caoutchouc permet de décaper rapidement le cuir chevelu.

VI. — SCLÉRODERMIE

Définition. — On nomme ainsi l'induration scléreuse de la peau.

Mais il y a des variétés dans la distribution de cette sclérose, et, avec Hardy et Besnier, on peut en distinguer trois catégories principales :

1° *Sclérodermie diffuse ou généralisée.* — Occupant d'emblée une vaste étendue de téguments;

2° *Sclérodermie à marche lente et extensive.* — Elle mutile d'abord les mains ou la face et envahit lentement, mais sûrement, toute la surface cutanée;

3° *Sclérodermie circonscrite* ou *localisée.* — Elle comprend plusieurs variétés : la sclérodermie en bandes, en stries, en plaques et la morphée.

Formes cliniques. — Il y a des formes mixtes, qui montrent l'unité de cette affection.

1. — Sclérodermie diffuse.

Symptomatologie. — Elle débute, d'ordinaire, insidieusement : douleurs dans les membres, troubles vaso-moteurs et trophiques, crises rhumatoïdes, avec exacerbations fébriles qui sont suivies du développement de la sclérose.

La *peau* est dure, offrant la consistance du marbre, tellement tendue et rigide qu'il est impossible de la mobiliser sur les parties sous-jacentes, ou de la saisir entre les doigts, de la pincer. Elle devient inextensible, gêne les mouvements des membres et apporte un obstacle sérieux à la respiration, lorsqu'elle est développée au thorax.

Mais la transformation scléreuse n'est pas la seule modification des tissus. Le pourtour de la portion sclérosée est souvent marqué, soit par une zone de dilatations vasculaires de coloration violacée, soit par une pigmentation brunâtre plus ou moins étendue et plus ou moins foncée. Au niveau du tissu lui-même, la coloration est blanc grisâtre, la sécrétion sudorale est supprimée et les poils disparaissent.

2. — Sclérodermie à marche lente et extensive.

Symptomatologie. — Elle débute au niveau de la *face* et des *extrémités*.

Elle est précédée de *troubles nerveux variés* : phénomènes dysesthésiques, tels que l'onglée; phénomènes vaso-moteurs, en particulier les crises passagères d'asphyxie locale; tous symptômes qui réalisent le tableau de la maladie de Raynaud. Les extrémités inférieures sont presque toujours respectées.

A la période d'état, la dermatosclérose s'accompagne de *déformations* et même de *mutilations*. Le masque facial est inerte et ne traduit plus les émotions. Le nez s'effile, les lèvres se raccourcissent et se froncent. Les paupières rétractées ne recouvrent qu'imparfaitement les globes oculaires.

Le pavillon des oreilles, réduit à l'état de lame papyracée, est collé aux tempes. La langue elle-même peut s'indurer et être immobilisée sur le plancher buccal par la rétraction du frein.

La *sclérodactylie* est précoce et presque constante : les altérations osseuses y jouent un rôle beaucoup plus important que la sclérodermie elle-même. Les doigts sont raccourcis; leur peau fait corps avec les os, les ongles sont altérés, les phalangettes très atrophiées; l'attitude est quelquefois celle du rhumatisme chronique; les mouvements sont très obscurs, mais il s'agit d'une fausse ankylose sans fusion osseuse.

Des *ulcérations* superficielles tenaces se produisent souvent, laissant une petite cicatrice persistante, étoilée, d'aspect caractéristique.

Des *amyotrophies* (1), relevant elles-mêmes d'une sclérose propre et non de la compression par les téguments infiltrés, s'observent aussi dans des territoires où la peau est saine.

Enfin, il n'est pas rare de rencontrer des mani-

(1) Ces amyotrophies s'accompagnent souvent de réaction de dégénérescence, et l'on sait que cette réaction paraît être la caractéristique de certaines amyotrophies deutéropathiques, tandis qu'elle fait à peu près constamment défaut dans les myopathies primitives. Elles se rapprochent donc de celles qu'on observe dans les affections médullaires.

festations viscérales d'*artério-sclérose*, cœur, rein, foie, poumon, etc.

Le malade ainsi affecté est à la merci de la moindre affection intercurrente.

3. — Sclérodermie circonscrite.

Variétés cliniques. — Elle comprend surtout deux variétés importantes : la morphée et la sclérodermie en bandes.

Morphée. — Elle débute par une tache congestive de coloration mauve, qui s'élargit et se décolore au centre. Au fur et à mesure qu'elle progresse, elle prend une consistance plus ou moins ferme, qu'on a comparée à celle de la peau congelée par un jet de chlorure d'éthyle. A la période d'état, la plaque est entourée d'une zone de coloration lilas (*lilac-ring* des Anglais). Presque toujours indolents, les ilots scléreux sont ordinairement disséminés au hasard; mais ils peuvent se grouper dans une région, dans une des moitiés du corps, ou sur le trajet d'un tronc nerveux.

Sclérodermie en bandes. — Elle ne présente pas généralement d anneau lilas, mais sa disposition rubannée pourrait la faire confondre avec des vergetures sur l'abdomen, des chéloïdes à la région présternale.

Évolution. — L'évolution de la sclérodermie circonscrite est variable. La morphée tend naturellement vers la guérison. Les autres formes sont essentiellement chroniques et envahissantes. Quand la presque totalité des téguments est atteinte, le patient tombe dans la cachexie et peut succomber à la moindre affection intercurrente.

Étiologie et pathogénie. — L'étiologie est obscure. Le froid humide, les maladies infectieuses, ont été invoquées comme élément causal.

Le professeur Raymond considère la sclérodermie comme une *véritable affection nerveuse*. A l'appui de sa théorie, il invoque : 1° les antécédents personnels ou héréditaires des malades, où l'on relève : l'hystérie, la dégénérescence héréditaire, des migraines, des névralgies rebelles, des accès de manie, etc. ; 2° les troubles nervo-trophiques de la période présclérodermique : ataxie vaso-motrice, accès sudoraux, poussées bulleuses, crises diarrhéiques, pigmentations vitiligineuses ; 3° les troubles nerveux de la période d'état : déterminations sur le système locomoteur, résorption osseuse, panaris à répétition, présentant parfois des troubles sensitifs analogues à ceux de la maladie de Morvan — les amyotrophies qui présentent les caractères de celles des myélopathies et non de celles des myopathies primitives; la répartition sous forme de bandes suivant le trajet des nerfs, ou encore sous forme hémiplégique; la coexistence de l'hémiatrophie linguale avec la sclérodermie (Chauffard); ou encore de l'hémiatrophie faciale.

D'autre part, il paraît y avoir des relations assez évidentes entre la *maladie de Morvan*, la *lèpre*, la *syringomyélie* et la *sclérodermie*. Mais les idées des auteurs sur le sujet sont encore peu arrêtées.

Les rapports de la sclérodermie avec les *altérations de la glande thyroïdienne* sont plus évidents (Jeanselme).

D'une manière assez fréquente, on peut voir la sclérodermie s'établir chez les basedowiens, les goîtreux et le traitement de l'affection par l'ingestion de corps thyroïde a pu donner des résultats satisfaisants.

Diagnostic. — Il est en général facile. La maladie de Raynaud, la lèpre trophoneurotique, la syringomyélie, demandent parfois un peu d'attention pour être distinguées. Une cicatrice de brûlure, une chéloïde, une gomme en nappe pourront, à un examen superficiel, en imposer pour de la sclérodermie.

Anatomie pathologique. — Les lésions de la sclérodermie consistent dans le développement de faisceaux denses de *tissu conjonctif* adulte, formant un feutrage plus ou moins serré, au niveau du derme et souvent de l'hypoderme.

Une lésion importante, et qui paraît assez constante pour être invoquée comme élément pathogénique, est l'*endopériartérite*, souvent accompagnée d'endopériphlébite. Les papilles du derme ont disparu et la surface de celui-ci est plane. Les glandes cutanées et les poils sont atrophiés.

Les plaques sclérodermiques ne sont pas toujours limitées à la peau. Les muscles sont fréquemment envahis. Les os eux-mêmes peuvent être atteints d'ostéité raréfiante, avec ilots de cellules embryonnaires.

Le système nerveux central ou périphérique (à part les tubes nerveux étouffés par les plaques scléreuses) *est constamment intact.*

Traitement.— 1° *Traitement général.*— Traitement tonique, par l'huile de foie de morue ou l'arsenic.

2° *Traitement local.*— L'électricité, sous forme de courants continus, de bains et d'électrolyse, est le moyen qui semble avoir donné les meilleurs résultats.

3e GROUPE

DERMATOSES CONGÉNITALES. — DIFFORMITÉS CUTANÉES

I. — NÆVI

Définition. — Les nævi sont des altérations de la peau ayant pour caractères :

1° De dater de la naissance du sujet;

2° De ne pas occuper la totalité des téguments du sujet.

Synonymie. — *Maculæ originales, maculæ maternæ, lunæ, signa, envies, taches de naissance*, etc.

Classification. — Brocq et Jacquet, à la suite d'Hallopeau, adoptent la classification suivante :

I) *Nævi dus à la prolifération d'éléments différenciés.*

A) *Nævi non vasculaires :*

a) Nævi pigmentaires proprement dits, lisses.

b) Nævi verruqueux et kératodermiques.

c) Nævi non vasculaires hypertrophiques, mollusciformes, fibreux, lipomatodes.

d) Nævi adénomateux, sébacés.

B) *Nævi vasculaires.*

a) Nævi vasculaires lisses ou plans (nævi flammæus, sanguineus, envies, taches de feu, taches de vin, angiomes simples de VIRCHOW).

b) Nævi télangiectasiques, ponctués, stellaires de E. BESNIER et A. DOYON.

c) Nævi vasculares tuberosi (angiomes proéminents, nævi tuberculeux, angiomes caverneux, fongus hematodes, tumeurs vasculaires érectiles de DUPUYTREN, anévrysmes spongieux, etc.).

C) *Lymphangiomes.*

II) *Nævi dus à la prolifération d'éléments non différenciés.*

Cystadénomes épithéliaux bénins (E. BESNIER), cellulomes épithéliaux éruptifs, épithéliomes kystiques bénins, hidradénomes.

1. — Nævi non vasculaires.

I. Nævi pigmentaires lisses. — SYMPTOMATOLOGIE. — Taches pigmentaires sans épaississement de la peau.

Ordinairement multiples. Dimensions et formes très variables : une lentille à une plaque immense, le plus souvent ovalaire. Quelquefois disposition zoniforme. Quelquefois recouvertes de poils plus ou moins nombreux et développés. Teinte café au lait.

ANATOMIE PATHOLOGIQUE. — La lésion anatomique est l'infiltration pigmentaire épidermique.

DIAGNOSTIC. — Le diagnostic est facile, étant donné le caractère congénital de cette affection.

II. Nævi verruqueux et kératodermiques. —

Téguments épaissis, rugueux, hérissés de petites saillies papilliformes plus ou moins irrégulières ou nombreuses.

Anatomie pathologique. — Deux éléments dans la lésion : 1° pigmentation; 2° hypertrophie papillaire. La coloration est souvent marquée par l'accumulation de crasse et de séborrhée qui engaine les papilles. Quelquefois aussi, ils affectent la disposition zoniforme.

Symptomatologie. — Maximum de développement : cuir chevelu, cou, plis articulaires, partie postérieure du tronc, membres. Vers la paume des mains et la plante des pieds, elles se compliquent presque toujours de productions cornées épaisses, disposées en traînées longitudinales, formant des sortes de durillons, qui peuvent gêner pour la marche et le travail.

Les saillies verruqueuses sont dues à une hypertrophie marquée du corps papillaire et du chorion; on trouve des granulations pigmentaires dans la couche basilaire de l'épiderme.

III. Nævi non vasculaires hypertrophiques. — Symptomatologie. — Les nævi continuent à s'accroître après la naissance et finissent par constituer de véritables tumeurs qui nécessitent l'intervention chirurgicale.

La plupart des cas se rapportent au fibroma molluscum.

Le *fibrome molluscum* est *généralisé* ou *circonscrit*.

I. *Fibrome molluscum généralisé.* — Le sujet présente, sur la totalité du corps, une multitude de tumeurs arrondies, nombreuses, molles, indolentes, sessiles ou pédiculées, de volume variant entre celui d'une tête d'épingle et celui d'une noisette. Elles sont mobiles avec les téguments sur les tissus profonds. Elles sont molles et flasques, souvent réductibles par la pression, et l'on sent alors dans le derme une sorte d'anneau fibreux central correspondant au pédicule.

Le nombre des tumeurs est toujours considérable, de plusieurs centaines à 2 ou 3000. Elles sont surtout fréquentes vers le cou et la partie supérieure du tronc.

Les tumeurs sont bien congénitales ; elles augmentent parfois de volume, deviennent turgescentes, puis se rident, se flétrissent, se ratatinent.

Dans certains cas, elles atteignent le volume d'une tête de fœtus (*pachydermatocèle* ou *dermatolysis*); — les tumeurs sont constituées par du tissu fibreux plus ou moins développé. Dans une tumeur jeune, le tissu peut être gélatineux; dans une tumeur ancienne, le tissu peut être fibreux dans sa presque totalité.

II. *Fibrome molluscum circonscrit.* — La tumeur a la même structure que dans le cas de fibrome généralisé. Elle peut avoir toutes les formes : arrondie, aplatie, en forme de poire, de gourde, de besace, pédiculée ou sessile. La consistance de ces tumeurs est celle d'une mamelle de femme flétrie. Elles siègent surtout aux tempes, à la paupière supérieure, à la nuque, à la partie postérieure des oreilles, au cou, à la poitrine, au-dessous des seins, aux hanches, aux grandes lèvres.

III. *Molluscum pendulum*. — C'est une tumeur pédiculée, ridée, flasque, semblable à un grain de raisin à demi vidé.

IV. Nævi adénomateux sébacés. — SYNONYMIE.— Ils ont été appelés *nævi vasculaires verruqueux* par DARIER.

SYMPTOMATOLOGIE. — Ils siègent symétriquement à la face, aux sillons naso-géniens, aux parties latérales du nez, à la partie inférieure et supérieure de cet organe, aux régions voisines du front, au pourtour de la bouche, un peu au menton.

Ce sont de petites saillies, variant du jaune bleuâtre au rouge vif, plus ou moins vascularisées, mais il est possible d'apercevoir sur presque toutes de fines arborisations.

Elles sont confluentes, pressées les unes contre les autres.

ANATOMIE PATHOLOGIQUE. — La lésion anatomique consiste en une hypertrophie fibreuse du corps papillaire, avec dilatation énorme des vaisseaux, des papilles et des rameaux du plexus sous-papillaire. Les glandes sébacées sont nombreuses, mais sans indice de multiplication, d'hypertrophie ou d'irritation hypertrophique.

2. — Nævi vasculaires.

I. Nævi vasculaires plans. — Synonymie. — *Angiome simple* de Virchow, *envie, tache vineuse, télangiectasie plexiforme* de Billroth.

Symptomatologie. — Plaque rouge vif, rouge violacé, bleuâtre à peine rosé. On a pu distinguer, à cause de la coloration différente, des nævi artériels et des nævi veineux. La pression atténue ou fait disparaître la coloration, tandis que les efforts l'exagèrent.

Les téguments sont souvent normaux au même niveau ; d'autres fois, il y a épaississement du derme et saillie des téguments.

Ils siègent de préférence à la face, à la nuque, aux organes génitaux ; on les observe aussi sur les muqueuses.

II. Nævi télangiectasiques ponctués, stellaires. — Ce sont de petits points rouge vif, légèrement surélevés, d'où partent une série de petites ramifications télangiectasiques fines, en étoiles.

III. Nævi vasculaires tubéroux. — Ils font saillie au-dessus de la peau ; aussi leur donne-t-on fréquemment le nom de *tumeurs érectiles*.

Marche. — Les nævi vasculaires peuvent rétrocéder spontanément ; mais ils peuvent aussi s'accroître en surface ou en profondeur et devenir de véritables tumeurs érectiles, avec toutes leurs complications possibles (excoriation, ulcération, excroissances fongueuses ou papillomateuses, hémorrhagies spontanées ou secondaires, poussées inflammatoires, gangrène, etc.).

Anatomie pathologique. — Les lésions constitutives des nævi vasculaires consistent surtout en dilatations des petits vaisseaux sanguins du derme. Le tissu conjonctif interstitiel est lui-même un peu intéressé.

3. — Lymphangiomes.

Il y a des lymphangiomes, qui, d'après Brocq et Jacquet, semblent devoir être rangés parmi les nævi ; ce sont des lymphangiomes caverneux.

Symptomatologie. — Le *lymphangiome caverneux* se présente comme une série de vésicules assez profondément situées, incolores ou rosées, irrégulièrement disposées en groupes, soit sur la face, soit sur le cou, soit sur les membres, soit sur le tronc.

Quand on les ouvre, il en sort un liquide clair, alcalin, chargé de cellules lymphatiques.

Anatomie pathologique. — Ce sont des dilatations lymphatiques communiquant entre elles, limitées par des travées de tissu conjonctif embryonnaire.

4. — Cystadénomes épithéliaux bénins.

Il s'agit là d'une affection très rare que l'on considère comme un véritable nævus épithélial, développé aux dépens de fragments aberrants des organes différenciés de la peau.

Il s'agit de petites saillies rosées, multiples, indolores, peu dures, infiltrées dans le derme, du volume d'une tête d'épingle à celui d'un petit pois, arrondies ou ovalaires, à grand axe parallèle à la direction des plis de la peau. Ces nævi mettent des années à évoluer.

TRAITEMENT DES NÆVI. — Le traitement ne doit être pratiqué qu'en cas de nécessité absolue. Le seul rationnel est la destruction.

Nævi pigmentaires simples. — Caustiques, au besoin tatouage.

Nævi verruqueux. — Râclage à la curette. — Destruction au galvano-cautère.

Molluscum pendulum. — Section du pédicule au thermo ou au galvanocautère.

Nævi vasculaires. — Le seul traitement à conseiller est l'électrolyse avec de fines aiguilles enfoncées dans le tissu malade et adaptées au pôle négatif. Intensité du courant, 3 à 10 milliampères.

II. — CHLOASMA

SYNONYMIE. — On le désigne encore sous le nom de *masque des femmes enceintes*.

SYMPTOMATOLOGIE. — Taches pigmentaires développées au niveau du visage (front, pommettes) chez la femme enceinte.

TRAITEMENT. — Le chloasma ne nécessite aucun traitement. Né avec la grossesse, il disparaît peu après l'accouchement.

III. — ÉPHÉLIDES

Synonymie. — Thibierge les appelle *éphélides lentigineuses* ou *lentigo*, pour les distinguer des éphélides solaires, pigmentations analogues aux précédentes, mais guérissables lorsqu'on se soustrait à la cause qui les a produites.

Définition. — On nomme ainsi de petites taches pigmentaires, arrondies ou ovalaires, développées surtout au visage et aux mains.

Étiologie. — Les personnes rousses y sont très prédisposées. Les éphélides se montrent dans la jeunesse ou dans l'enfance.

Traitement. — Les éphélides lentigineuses ne nécessitent généralement pas de traitement. Il est d'ailleurs difficile d'agir sur ces taches, avec les moyens médicamenteux. Les préparations soufrées, celles de sublimé,en atténuent quelquefois la coloration. Leloir a vanté les applications d'acide chrysophanique.

IV. — ICHTYOSE

1. — Ichtyose.

Définition. — « On donne ce nom à une difformité cutanée congénitale, caractérisée par un défaut de fonctionnement des glandes de la peau qui reste constamment sèche et par une altération de la fonction cornée de l'épiderme, lequel est soumis à une desquamation incessante » (Brocq et Jacquet).

Symptomatologie. — Très souvent héréditaire, elle ne devient apparente que de deux à vingt-quatre mois après la naissance.

Il s'agit presque toujours d'une affection généralisée à toute le surface du corps; elle est surtout marquée aux régions externes des membres, aux coudes et aux genoux particulièrement. Les plis articulaires, les parties génitales, le visage, le cuir chevelu ne présentent guère qu'une légère desquamation. L'affection est moins intense en été, où les sécrétions cutanées sont plus abondantes; elle augmente au contraire en hiver.

La peau est d'une sécheresse remarquable que l'on constate surtout en passant la main à la surface de la peau.

De plus, au toucher, on s'aperçoit que les téguments sont amincis.

A leur surface, se produit une abondante desquamation ; les squames larges et copieuses se renouvellent chaque jour et, cette perte incessante est, pour le sujet, une source de dénutrition. L'aspect du malade qui en est atteint est peu attrayant et sa peau ressemble vaguement à celle d'un poisson, de là, le nom d'*ichtyose;* de là, le nom d'*hommes poissons* que se donnent les forains qui sont atteints de cette affection, et qui se montrent au public sur les champs de foire.

Anatomie pathologique. — D'une manière générale, on trouve un développement exagéré de l'épiderme corné, tandis que le corps muqueux est plutôt aminci ; le panicule sous-cutané a presque complètement disparu ; les follicules pileux sont souvent atrophiés ; les glandes sébacées manquent en partie, sinon en totalité, ou ont subi la transformation kystique.

Les lésions des glandes sudoripares sont considérables.

Traitement. — Contrairement à ce qu'on pourrait croire, on peut obtenir des résultats dans le traitement de l'ichtyose.

1° *Traitement interne.* — L'huile de foie de morue en hiver, l'arséniate de soude en été, le chlorhydrate de pilocarpine à la dose de 2 à 10 milligrammes par jour formeront la base du traitement interne.

2° *Traitement externe.* — C'est surtout lui qui rendra des services.

Les *bains à la glycérine* (500 à 1000 gr. de glycérine par bain) sont le remède par excellence de l'ichtyose.

Au sortir du bain, appliquer sur toute la surface du corps une des pommades suivantes au choix :

Axonge benzoïnée	30 gr.
Vaseline	20 —
Glycérine neutre	10 —

ou bien

Glycérolé d'amidon	40 gr.
Acide salicylique	1 —
Acide tartrique	2 —

A renouveler tous les jours au début, puis tout les deux jours, puis une fois par semaine.

L'ichtyosique est obligé de se soigner toute la vie, sous peine de voir réapparaître son affection.

2. — Ichtyose intra-utérine ou fœtale.

Il ne faut pas confondre cette affection avec la précédente.

SYMPTOMATOLOGIE. — L'enfant dès sa naissance a la peau d'un jaune sale, épaissie, recouverte d'une couche d'enduit sébacé, desséchée, et sillonnée de fissures plus ou moins nombreuses formant une sorte de mosaïque.

« La face est particulièrement horrible : les yeux sont recouverts de sortes de gros bourgeons rougeâtres, constitués par les paupières renversées; le nez semble être absent, car toutes les saillies du visage manquent; la bouche est béante, arrondie; les lèvres fissurées ne peuvent faire le moindre mouvement ; aussi l'enfant meurt-il bientôt d'inanition.

« Au contact de l'air, la peau se desséchant se contracte encore davantage, les fissures qui la sillonnent dans toute son étendue deviennent de véritables fentes, au niveau desquelles la suppuration s'établit.

« D'ailleurs les téguments, absolument inextensibles, ne permettent pas le moindre mouvement. » (BROCQ et JACQUET.)

Anatomie pathologique. — Le derme est sain, contrairement à ce qu'on pourrait croire ; les papilles seules sont quelquefois augmentées de volume.

Les glandes sébacées sont le plus souvent imparfaitement développées.

Les véritables altérations siègent dans l'épiderme ; la couche cornée offre une épaisseur considérable.

Traitement. — Il est inutile, le plus souvent, l'enfant étant presque fatalement voué à la mort.

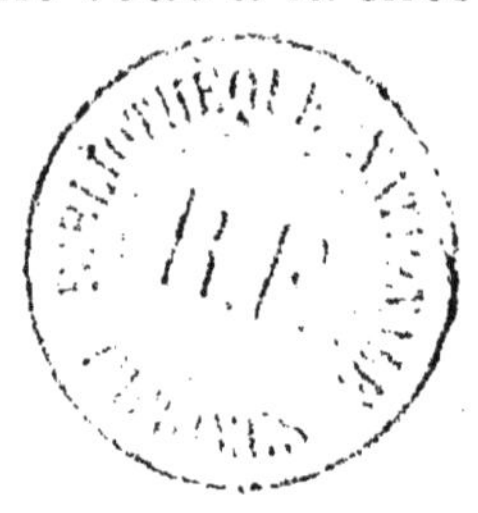

TABLE DES MATIÈRES

TABLE DES MATIÈRES

TABLE ALPHABÉTIQUE

26

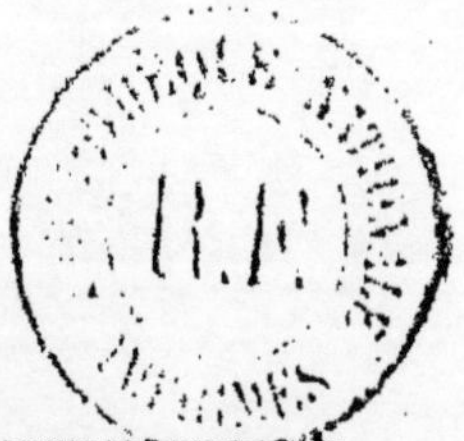

Poitiers. — Imp. Blais et Roy, 7, rue Victor-Hugo.

www.ingramcontent.com/pod-product-compliance
Ingram Content Group UK Ltd.
Pitfield, Milton Keynes, MK11 3LW, UK
UKHW012201240726
13966UKWH00002B/500